鎌田實の
大人のぐんぐん健脳ドリル101

Cover design：大村裕文
Cover photo：岡村 康

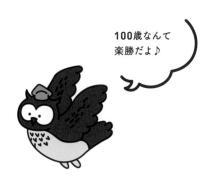

100歳なんて
楽勝だよ♪

目次

JN025993

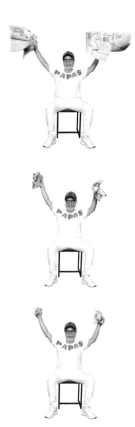

100歳まで人生を謳歌しよう！

2020年の厚生労働省の患者調査によると、
がん178万人、心臓病173万人、脳血管疾患112万人。
そして認知症は600万人、予備軍といわれるMCI（軽度認知障害）が670万人で、
合算すると1270万人というとてつもない数になることがわかります。
健康長寿をもっとも邪魔する原因は認知症ということです。

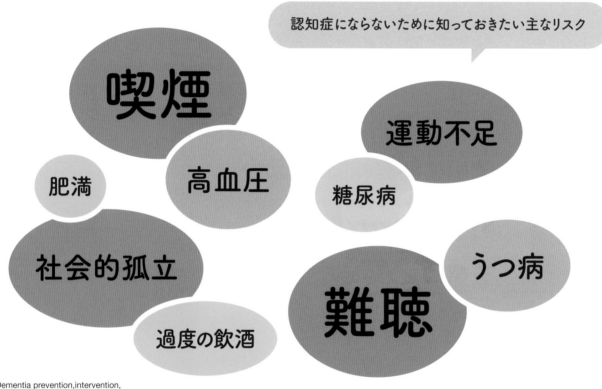

認知症にならないために知っておきたい主なリスク

喫煙
運動不足
肥満
高血圧
糖尿病
社会的孤立
うつ病
難聴
過度の飲酒

出典:Dementia prevention,intervention,
and care:2020 report of the Lancet Commission より
身近な原因を抽出

楽しく長生きするなら認知症は遠ざけて

シニアの課題は、がんや心臓病もさることながら、認知症にならないことです。上の図は、認知症の専門家集団「ランセット委員会」が発表した認知症の主なリスクです。これらを改善することで40％の認知症予防効果が期待できます。ちなみに、日本では「過度な飲酒」となる1日分の量はビール中瓶3本、日本酒3合、25度の焼酎1・5合など。この半分量を目安に、休肝日を設けることが認知症を遠ざけながら楽しく飲むコツです。

タバコ、難聴、孤独、運動不足は特に要注意。また、小太り程度ならいいのですが、肥満やメタボリックシンドロームは糖尿病を引き起こします。食べたら運動をして、時には友達と外食をするなど、ストレスを発散し、うつ病とも社会的孤立とも無縁な生活を送りましょう。

認知症を徹底的に遠ざける

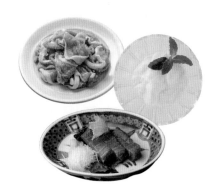

TOPIC 1 タン活で脳と筋肉の栄養を増やす

脳にも筋肉にも必要な栄養素であるタンパク質。いろいろな種類の食品から3食で平均して摂るのが理想です。僕はこれを"タン活"と呼んでいます。中でも朝食で摂るタンパク質は1日を活動的に過ごすために大切で"朝タン"といって特に重要視しています。何をどのくらい食べればいいのか、脳が活性化する食べ方とともに、タンパク質10gが摂れる量を紹介します。

➡ 4 ページ

TOPIC 2 鎌田式「筋脳相関」で頭スッキリ

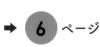

体を動かすと脳が若返り、脳を刺激すると体を動かすのがつらくなくなります。筋トレも脳トレもすることで、相乗効果で若々しくいられるとしたら、やらないという選択肢はありません。筋トレも脳トレも、どちらも叶える『鎌田實の大人の健脳ドリル101』シリーズで、若さをキープしましょう。

➡ 6 ページ

TOPIC 3 五感を衰えさせない生活術

目はかすみ、耳は遠く、歯周病で硬いものは食べられない……。これでは認知症まっしぐらです。何十年も使った体なんだから衰えていくのは仕方ない？ そんなことはありません。いくつになっても、人生を楽しむためには、五感を鍛えて、"老い"に抵抗することが大切です。

➡ 10 ページ

毎日実践してポイントを稼ごう！ 健脳すごろく

朝はスッキリ目覚めて夜にはぐっすり眠るために、僕には1日の中でいろいろなルーティンがあります。それを踏まえて、みなさんにゲーム感覚で実践できる「健脳すごろく」を紹介します。実践できたらポイントゲット！ 楽しみながらやってみてください。

➡ 12 ページ

タンパク質10gって どのくらい？

1食20gが摂取目安のタンパク質。本当はもう少し欲張って"貯筋"につなげたいところです。20gといっても大体でOK。神経質にならずにいろいろな種類のものを毎食摂りましょう。僕のおすすめはカニカマと高野豆腐です。

1日のタンパク質摂取量（体重60kgの人の例）

目標摂取量　60×1.0＝60g　　必要最低限
理想摂取量　60×1.2＝72g　　貯筋ができる！

10gを2種類＋αが
ポイントですよ

タンパク質10gが摂れる食品

（ 肉類 ）

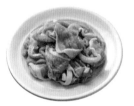

豚もも肉　50g

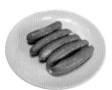

ウインナー　5本

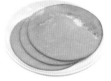

ロースハム　3枚

（ 魚介類 ）

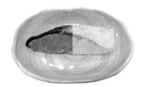

焼き魚　1/2切れ

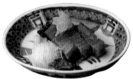

マグロ刺身　3切れ

おすすめ

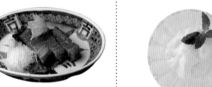

カニカマ　5本

（ 卵・乳製品 大豆製品 ）

卵　2個弱

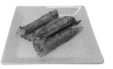

牛乳・ヨーグルト（無糖）
300㎖

高野豆腐　1個

（ おやつ ）

プロセスチーズ
45g

魚肉ソーセージ
1本強

※タンパク質の摂取量に制限がある人は、医師に相談してください。

食べて脳も体も若々しく！

タン活で脳と筋肉の 栄養を増やす

血液や筋肉をつくるのに欠かせないタンパク質は、脂質や炭水化物（糖質）とともに三大栄養素のひとつです。それなのに、実は意外と摂れていません。今日からは意識して「タン活」をしていきましょう。

意外と摂れない 1食20gのタンパク質

タンパク質は、自分の体重を基準に必要量を摂りたい栄養素です。ただ、基準量では筋肉を維持することはできても、筋肉を増やす "貯筋" とまではいきません。

体重が60kgの人は1日60gのタンパク質を1食20gずつ摂り、朝食でプラス10g摂るようにするのが理想です。

タンパク質は体内に蓄えておくことができないため、1日の必要量を3食に分けて摂ると効率よく筋肉に合成されるからです。その上で、1日を活発に過ごすためには、朝のタンパク質摂取 "朝タン" が効果絶大というわけです。

運動量が多い人や小食の人は、タンパク質を間食に取り入れることもおすすめです。

よく噛むことで右脳と左脳が同時に刺激され、記憶をつかさどる前頭前野や海馬も活性化します。

タン活を促す食べ順

人それぞれ食べられる量は違います。食べすぎてしまう人と、たくさんは食べられない人。タイプによって食べる順番を変えると効率よくタン活できます。

◎食べすぎてしまう人はベジファースト
汁物：お腹を膨らませて食べすぎ予防
副菜：野菜やキノコ、
　　　海藻類の食物繊維で満腹感を
主菜：魚、肉、卵など、ここでしっかりタン活！
主食：ごはんやパンなど糖質は最後に

- -

◎食が細い人はタンパク質ファースト
主菜：魚、肉、卵などをしっかり食べて
　　　最初にタン活！
汁物：お腹を満足させつつ食べすぎ予防
副菜：野菜やキノコ、海藻類の食物繊維で
　　　タン活を促す
主食：ごはんやパンなど糖質は最後に

脳が活性化する食べ方

1日3食とすると、1年で食事の機会は1000回以上。美味しく食べて元気になる、楽しい脳トレのチャンスですから、以下を実践してみてください。

- ☐ 意識して噛む回数を増やす
- ☐ 品数を増やす
- ☐ 食材は大きめに切る
- ☐ 利き手と反対の手で食べてみる
- ☐ 噛み応えのある食品を選ぶ
- ☐ 腹八分目で食事を終える
- ☐ なるべく毎日違うものを食べる
- ☐ 外食の際は、ふだんなら食べない
　　ものを選んでみる
- ☐ 食事とともに水分も摂る
- ☐ 口いっぱいに頬張らず、
　　一口の量を少なめにする
- ☐ 料理に合わせて食器を選ぶ
- ☐ ながら食べをせずに集中して味わう

糖化ストレス

認知症の原因は脳に老廃物がたまるから。この老廃物の正体はタンパク質や脂質が酸化や糖化したものです。この酸化や糖化が細胞を傷つけ、細胞膜を壊してストレスを与えるのです。特に糖化は認知症全般の原因となるので、タンパク質を糖化させないことが重要です。糖化を悪化させる揚げ物、ファストフード、ジュースなどは要注意。右のページで紹介したような良質のタンパク質をしっかり摂れば、血中アミノ酸が増えて糖化を予防できます。

まずは2週間続けて！運動で上げる認知機能

鎌田式筋脳相関で頭スッキリ

筋肉を鍛えると脳が刺激されて認知機能が上がることはあまり知られていません。僕はこれを「筋脳相関」と名づけて患者さんにもすすめています。血糖値や血圧を下げ、フレイル（虚弱）を防ぐ効果もあるので毎日続けてください。

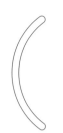

足腰を鍛えて認知機能をアップ

もも上げ足踏み

1日左右交互に各10回

100歳になってもレストランや温泉に行けるピンピン元気な足腰づくりのために足の付け根やお尻、太ももの表や裏などを強化しましょう。筋肉と脳はつながっていて、筋肉を動かすと若返りホルモンや幸せホルモンが出て認知機能も守ってくれます。

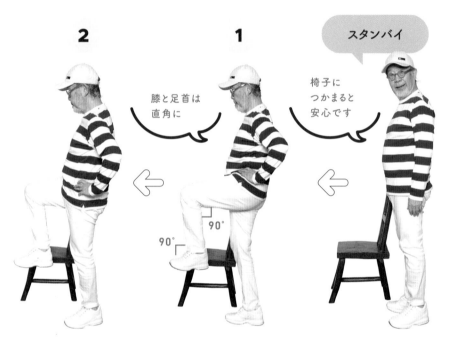

スタンバイ

椅子につかまると安心です

1

膝と足首は直角に

90°
90°

2

お腹に少し力を入れ、背中をまっすぐにして足裏で床を押すイメージで立つ。足は肩幅程度に開く

息を吐きながら左脚をももが床と平行になる高さまでまっすぐに上げ、息を吸いながら足を元の位置に戻す
※はじめはできる範囲の高さでOK！

次に、右脚をももと床が平行になるように上げ、元の位置に戻す。①②を左右交互に行う

脳のアンチエイジングを叶えるアイリシン

　若返りホルモンとも呼ばれるのが、筋肉から分泌されるマイオカイン。30種ほどあるマイオカインの中でも、アイリシンは脳の栄養を増やしてくれます。海馬の萎縮を食い止め、神経細胞を再生して、認知症やうつ病を予防・抑制するのです。ところが、マイオカインは加齢やサルコペニア（筋肉量の減少）、腸内環境の悪化などで減少してしまいます。脳の若さを維持するためには、息が弾む程度の運動を毎日行うことが近道です。

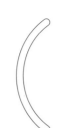

体力がなくてもOK！　体幹を鍛えよう

らくちんブリッジ
1日10回

寝たきり予防に最高の運動です。これができる人は少々の病気をしても必ずリカバーできて元気になります。新陳代謝を高める、消化不良の改善、腸を刺激して免疫力を上げる、尿漏れ予防などの効果もあります。

1

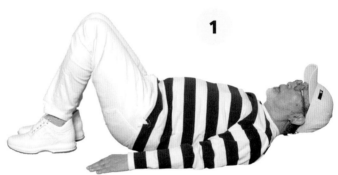

仰向けに寝て両膝を曲げる。この時、お腹を膨らませながら3秒かけて鼻から息を吸う

2

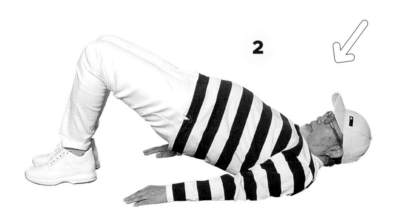

息を吐きながら7秒かけて膝・腰・背中が一直線になるようにお尻を上げ、3秒かけて息を吸いながらお尻を下げる

※はじめは5回からでOK。これが楽にできるようになったら、お尻が床に着く前に息を吐きながらお尻を上げていこう！

運動すると頭が冴える？

体を動かすと頭がスッキリするのは、運動することで神経幹細胞が活性化し、脳が若返るからです。また、心拍数が上がって体内に大量の酸素が取り入れられて血流がよくなるため血圧や血糖値が下がり、脳に栄養が行き渡って頭がスッキリします。

逆に、脳を刺激すると血流がよくなり、疲れがとれて行動的になれます。つまり、筋肉と脳は協調しあう「筋脳相関」の関係にあるということなのです。ある研究では、軽い有酸素運動をするグループとストレッチだけ行うグループに分けたところ、1年後に有酸素運動を続けたグループは、記憶機能が向上したといいます。

認知機能の変化は2週間でわかります。ここに掲載した運動や『健脳ドリル』シリーズで紹介した運動を1日15分、続けてみてください。

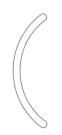

お尻からももが伸びて気持ちいい！
大臀筋伸ばし
1日左右交互に各5回

大臀筋を伸ばすと股関節まわりの血行をよくしたり、腰痛予防に効果があります。反り腰やぽっちゃりお腹も改善。このストレッチをするようになってから、僕は慢性腰痛から解放され、ウォーキングも楽にできるようになりました。

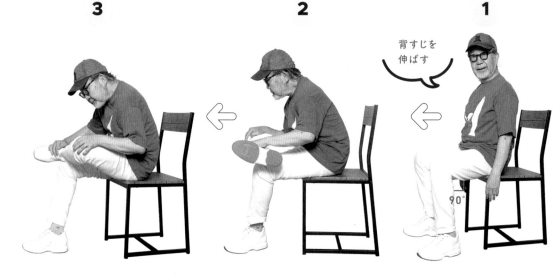

3   **2**   **1**

背すじを伸ばす

90°

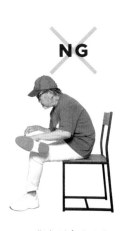

NG

背中が丸まると大臀筋が伸びないので注意

右足首を左の太ももに乗せ右手で右膝を押しながら背すじを伸ばして上体を前に倒す。痛気持ちいいところで10秒キープして元に戻す。反対側も同様に行う

膝が90°になる高さの椅子に浅く腰かけ、足は肩幅程度に開く

背すじを伸ばして若々しく
寝ながら万歳ストレッチ
1日5回

肩甲骨や肩まわりの関節を鍛えることで背中が若返り、肩こり予防にもなります。万歳をして体を伸ばすと肋骨が上にいき、腹筋や背筋が伸びてお腹まわりがひきしまります。

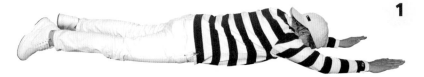

1 うつ伏せに寝転がって床におでこを着け、両手をまっすぐ頭の上に向けて肋骨をはがすイメージで全身で伸びをする

2 肩甲骨をはがす気持ちで、手のひらを外側に向けながら肘を背中に向かってゆっくりと下げる。肘を下げるときに肩甲骨が外から内へ動き、背中の中心でくっつく感じをつかめればOK

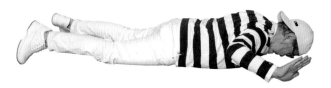

008

右脳と左脳を同時に鍛える
新聞紙つかみ
1日5回

直立二足歩行をして手を動かすことで人類は脳を大きくしてきました。この運動は脳の活性化に最適なだけでなく、同時に握力の強化にもなります。寿命と正比例するといわれる握力を強化して健康寿命を延ばしましょう。

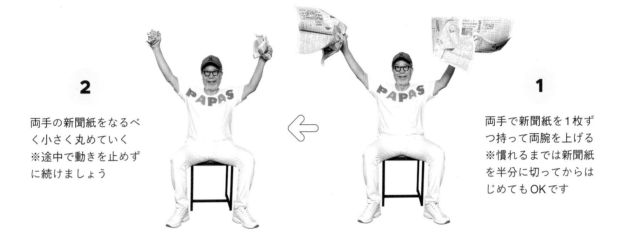

2
両手の新聞紙をなるべく小さく丸めていく
※途中で動きを止めずに続けましょう

1
両手で新聞紙を1枚ずつ持って両腕を上げる
※慣れるまでは新聞紙を半分に切ってからはじめてもOKです

脳活と転倒予防のW効果
足裏ボールつかみ
1日左右各1分×2セット

足でつかむのが難しければ、はじめは手を使って足に挟んでも構いません。つかめるようになると脳が刺激され、足底筋群が鍛えられることで転倒しにくくなります。

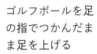

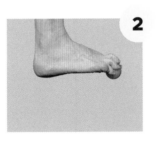

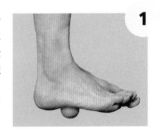

2
ゴルフボールを足の指でつかんだまま足を上げる

床にゴルフボールを置き、ボールの上に足を乗せる。ボールに体重をかけてコロコロ転がしながら足裏全体をまんべんなくほぐす
※全身の血行がよくなり、肩こり改善にもなります

1

＼ 解くだけじゃない！ ／
健脳ドリル活用術

認知機能を若々しく保つためには、記憶や感情をつかさどる前頭前野を毎日いろいろな角度から刺激しましょう。『健脳ドリル』は、漢字や計算、イラストなど、さまざまな問題があるので楽しみながら解くことができます。楽しみながらとはいっても、のんびり考えていては脳に刺激はいきません。できるだけ速く解くことがポイントです。また、問題を声に出して速く読むことで前頭前野が活発になり、口腔機能が改善して誤嚥の予防にもつながります。自分の声を耳から聞くことにもなるので、難聴の予防にも効果があるのです。特にP44やP104の「名著で書き取り」問題は、解くだけでなく音読することがおすすめ。「まちがいさがし」は塗り絵としても楽しめるので、集中力を養うだけでなく、自律神経を整える効果もあります。

認知機能を維持するために
口、鼻、目、耳に注意しましょう

70歳をすぎたあたりから、元気な人とそうでない人ではどんどん差が開いてきます。自分の歯が何本残っているか、匂いはするか、目はよく見えるか、きちんと聞こえているか。どれも健康で長生きするためには必要なことです。ここで一度、自分の状態を確認してみましょう。

口、鼻、目、耳……。五感を衰えさせない生活術

近年、歯周病と認知症の関係が明らかになってきました。口の中だけでなく、視界がぼやけたり、匂いを感じなくなったり、耳が遠くなったりしたら要注意。五感のほとんどは顔に集まっているので、高齢者は顔が命といえるかもしれません。不調の放置は厳禁です。

歯の手入れでさまざまなリスクを回避

口

歯磨きができないときはうがいを。意外と磨き残しがあるので、高齢者こそ電動歯ブラシがおすすめ

残存歯数が**19本以下**になると……

骨粗鬆症・転倒リスク↗

認知症リスク**1.9倍**

6年後の閉じこもりリスク**1.4倍**

自分の歯が19本以下になるとさまざまなリスクが高まります。歯周病になると心筋梗塞や脳卒中、糖尿病をはじめ、誤嚥性肺炎の引き金になりかねません。硬いものも食べられなくなり、加齢とともに味覚の主要器官である味蕾が減ることで食事が楽しめなくなると、栄養不足で筋力が落ちてフレイル（虚弱）になってしまう人もいます。歯医者さんで定期的に入歯や虫歯、歯周病などのチェックを。その時に歯磨き指導もしてもらうことをおすすめします。

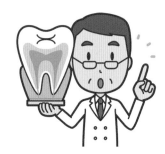

歯周病菌に感染したマウスは、認知症の原因といわれるアミロイドβが10倍というデータも

五感をフル稼働させて豊かな毎日を

五感の中でも、視覚は目、聴覚は耳、味覚は口、嗅覚は鼻と、5つのうち4つは顔に集中しています。残りの触覚は皮膚ですが、中でも手や指は受容体が多いため、手作業をすることで脳へ刺激がいき、活性化します。鉛筆を持って脳トレ問題を解くのもいい刺激になるということです。

ここでは、口＝歯周病菌をはじめ残存歯数が減ることによる影響、鼻＝放置しがちな嗅覚について、目＝視力や白内障などの目の機能など、それぞれと認知機能の関係についてお話ししました。

認知症の発症リスクが2倍となる難聴に関しては『鎌田實の大人のいきいき健脳ドリル101』でセルフチェックとともに解説していますので合わせて読んでみてください。

1日10回の遠近ストレッチで目を鍛える

目

遠くと近くを交互に見て眼筋を鍛えることでピントの調節能力を高め、視力や目の機能の低下を予防しましょう。目力が強くなって若々しい印象になります。

②目から30〜40センチ離したところに人差し指を立て、その指先を見る

①2メートル以上遠くにあるものを見つめる

※①と②の動作を10回繰り返しましょう。

　目のピントは毛様体筋が水晶体を伸縮させて調整しているため、毛様体筋が衰えると老眼になります。視界がぼやけて物事の判断がしにくい、外出が怖くなるなど意欲低下につながることも。視覚的な機能が改善すると認知機能や抑うつ状態が改善します。白内障手術をした人は正常な視力の人と視覚的に同等の生活を取り戻せるのです。難聴同様、視力に障害があると認知症リスクが2倍になるといわれていますから、眼科の受診をおすすめします。

嗅覚アップで記憶力を上げよう

鼻

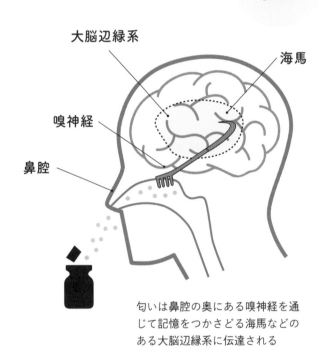

大脳辺縁系

海馬

嗅神経

鼻腔

匂いは鼻腔の奥にある嗅神経を通じて記憶をつかさどる海馬などのある大脳辺縁系に伝達される

　嗅覚は、男性の場合は60代、女性は70代から機能が低下しますが、これは記憶をつかさどる脳の海馬の萎縮によって起こるといわれています。また、嗅覚の低下が運動機能を低下させることも、ある研究で明らかになっています。普段あまり気にしない匂いですが、季節の植物や料理、石鹸の香りなどを意識して感じる、できればタバコはやめて、鼻の病気があれば治す、運動を習慣にすることも有効です。

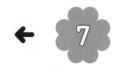

毎日実践してポイントを稼ごう！
健脳すごろく

毎日を楽しく快適に過ごすための1日をすごろくにしました。
朝、昼、夕方、夜など、その時々に行うといい
 健脳ポイントを実践することで、
元気をためていきましょう。

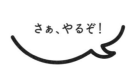

さぁ、やるぞ！

スタート
↓

起き上がる前に、手足をぶるぶるゆすり、これから動くぞ！と体に知らせる。カーテンを開けて太陽の光を浴びる。
※天気が悪くても効果あり！

↓

7
←

タンパク質・野菜たっぷりの昼食を食べる

↑

6

健脳ドリルを解く

脳が活性化する午前中がおすすめ。運動の後に解くと効果アップ！

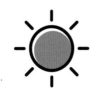

↑

5

軽い運動をする

詳しくは『鎌田實の大人の健脳ドリル101』をご覧ください。

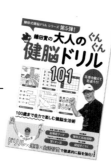

鎌田式かかと落とし

1

ていねいに歯を磨く

磨き残しのないように！

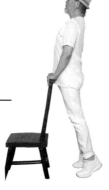

2

コップ1杯の水を飲む

胃と結腸が刺激されて排便を促し、自律神経が整って活動的に。

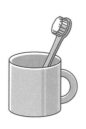

4
←

タンパク質・野菜たっぷりの朝食を食べる

脳と筋肉の栄養の元であり、睡眠の質も上げるタンパク質をたっぷり摂ること。腸が刺激されることによって腸内の交感神経が優位になってヤル気も出てくる。

特に朝食が重要

↑

3

「腕ちょい開き抱きしめ呼吸」を10回行う

交感神経を優位にしてやる気アップ！
詳しくは『鎌田實の大人のわくわく健脳ドリル101』をご覧ください。

←

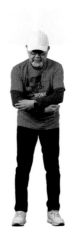
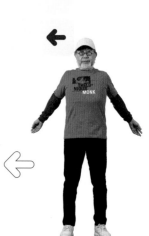

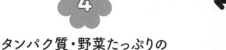

健脳ポイントの数え方

● マークがある項目が健脳ポイント（1ヶ所1ポイント）です。昨日1日を振り返って、何回健脳ポイントを実践できたか確認してみましょう。実践できていたらポイントゲットです。獲得ポイントに従って下の表にマークを入れていきましょう。

◎ 8ポイント以上　認知機能がアップしました
○ 4〜7ポイント　認知機能が維持されています
△ 3ポイント以下　もう少し頑張りましょう

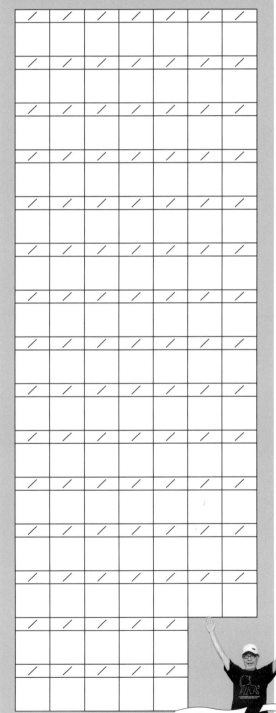

ゴール！

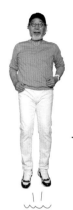

8
決まった時間に
軽い有酸素運動をする

詳しくは、
『鎌田實の大人の
うきうき健脳ドリル101』を
ご覧ください。

その場ジャンプ

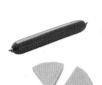

タンパク質が足りていない人は
おやつでタン活を

運動後30分以内が効果的！

9
タンパク質・野菜たっぷりの
夕食を食べる

昼寝は午後3時までの
30分以内に。
夕方以降は
カフェインは摂らない。

寝る1時間前に入浴をする

湯船に浸かって温まった体温が下がってくると自然と眠くなる。

10
就寝
布団に入って
腹式呼吸をする

副交感神経を優位にして入眠しやすくする。
詳しくは『鎌田實の
大人のわくわく健脳ドリル101』を
ご覧ください。

よく頑張りました！

就寝前には
腰まわりのストレッチを

血行がよくなり、グッと入眠しやすくなる。
詳しくは『鎌田實の
大人のうきうき健脳ドリル101』を
ご覧ください。

ドリル進捗チェック表

P16からはじまる大人のぐんぐん健脳ドリルは101日分あります。
挑戦した日に印をつけると、どこまで進んだかひと目でわかります。
その日の気分で色を塗ってもいいでしょう。

1日1問
脳に刺激を！

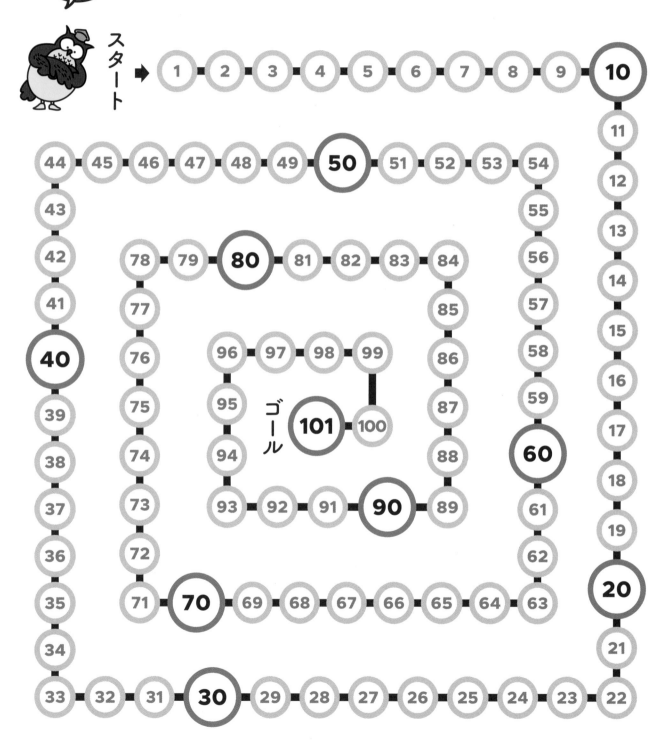

大人のぐんぐん健脳ドリル101

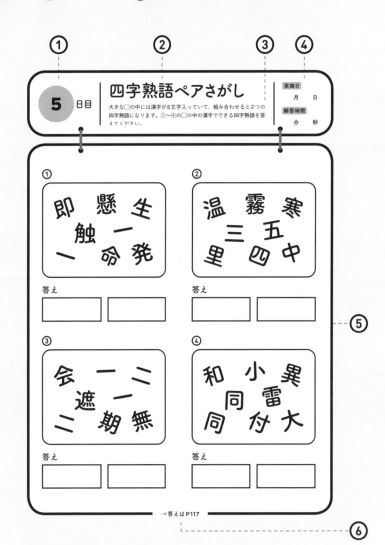

① 〇日目

101日分ある問題の何日目かを示していま
す。進捗の目安にしてください。

② 問題の種類

問題の名前です。この本には35種類の問
題が掲載されています。

③ 説明

問題の解き方を説明しています。リストか
ら選んだり、三択だったり、解答方法もさ
まざまです。

④ 実施日と解答時間

この問題にチャレンジした日と、かかった
時間を記入します。

⑤ 脳トレ問題

解いてもらう問題です。例題が入っていた
り、リストがある場合もあります。

⑥ 解答ページ

答えが書いてあるページです。正解するこ
とよりも、なるべく速く解くこと自体が重
要ですが、答え合わせもしてみましょう。

巻頭で紹介したタン活は、美味しく食べられるよう工
夫しながら実践してみてください。体を動かし、五感
を鍛え、健脳ドリルを解くのも楽しんでこそ！"健脳
すごろく"でチェックしながら頭にも身体にもよい生
活を積み上げていきましょう。

1 日目 | 色読みチャレンジ

色のついた文字が並んでいます。例のように文字自体ではなく、書いてある文字の色を声に出して、なるべく速く読みましょう。毎日の脳トレ前に行うと脳が活性化します。

実施日　　月　　日

解答時間　　分　　秒

例 きいろ　あか　みどり

「あお」「きいろ」「あか」と読むのが正解です。

あか　きいろ　あお　みどり　みどり　あお

きいろ　あお　あか　あお　みどり　きいろ

あお　みどり　きいろ　あお　あか　きいろ

あか　あお　みどり　きいろ　あお　みどり

みどり　あか　きいろ　きいろ　あか　あお

きいろ　あお　あお　みどり　あか　みどり

上ができるようになったら、今度は色と文字を交互に読んでみましょう。

例 きいろ　あお　みどり

「みどり」「あお」「あお」と読むのが正解です。
（色読み）　（文字読み）　（色読み）

三字熟語リレー

リストから漢字を選んでマスを埋め、三字熟語でリレーをしましょう。矢印が示すマスには同じ漢字が入ります。

実施日　月　日
解答時間　分　秒

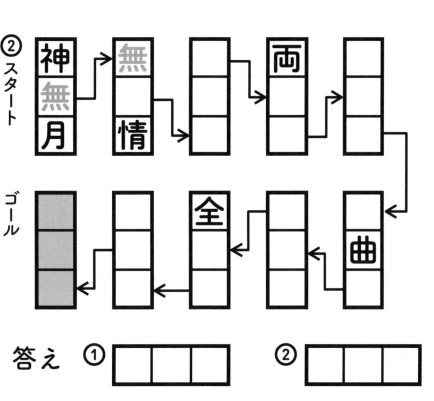

リスト

① スタート

紙／一／重　聞／紙　操　間

ゴール

親　交　録

界体期会不世紙　春議別思新社

② スタート

神／無／月　無／情　両

ゴール

全　曲

敗家別表親動作　行績孝自失成製無

答え ① □□□　② □□□

→ 答えは P117

6×6ナンプレ

例題のルールに従って、①〜④の問題を解いて、空いているマスを
すべて埋めてください。

例題

タテ6列、ヨコ6行のそれぞれに、1〜
6の数字が必ず1つずつ入ります。2×3
マスの太線で囲まれた6個のブロックに
も、1〜6の数字が必ず1つずつ入ります。
このルールに従って、すべてのマスに数
字を書き入れましょう。

3	6	1	4		2
2	4		1	6	
		4	3		1
1		3	6		
	3	2		1	6
5		6	2	3	4

3	6	1	4	5	2
2	4	5	1	6	3
6	5	4	3	2	1
1	2	3	6	4	5
4	3	2	5	1	6
5	1	6	2	3	4

①

6		3		5	
	2		3		4
	6	4	1		5
3		1	6	4	
5		2		1	
	1		5		3

②

1	2			4	6
		4	1		
3	5			2	1
4		2	5		3
		3	6		
5	6			3	4

③

	6	1		2	
4	5		6		3
2		5		6	
	1		3		2
5		6		3	1
	2		5	4	

④

4		6	5		1
	5			2	
	3			6	
1		4	3		2
	1	2	6	4	
6	4			1	5

→ 答えは P117

まちがいさがし

上と下のイラストには、違う部分が10カ所あります。間違いをすべて探してください。また、この問題は塗り絵としても楽しめます。

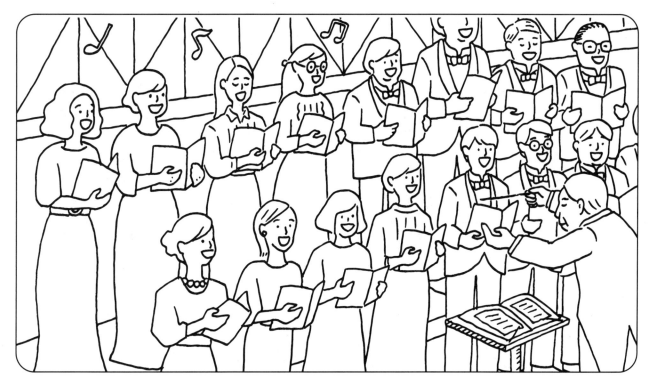

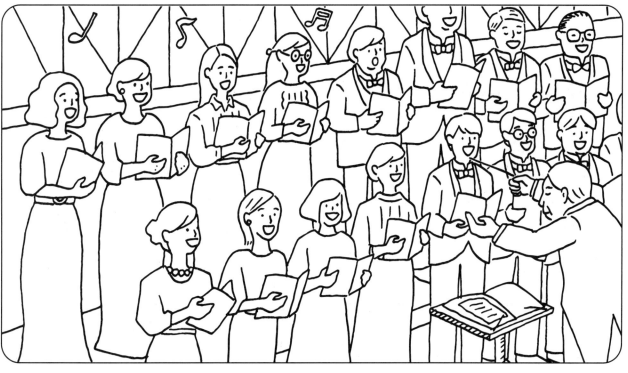

→答えはP117

四字熟語ペアさがし

大きな□の中には漢字が8文字入っていて、組み合わせると2つの四字熟語になります。①～④の□の中の漢字でできる四字熟語を答えてください。

①

即　懸　生
触　一
一　命　発

答え

☐☐☐☐　☐☐☐☐

②

温　霧　寒
三　五
里　四　中

答え

☐☐☐☐　☐☐☐☐

③

会　一　三
遮　一
三　期　無

答え

☐☐☐☐　☐☐☐☐

④

和　小　異
同　雷
同　付　大

答え

☐☐☐☐　☐☐☐☐

→答えは P117

ひらがな算数

①〜⑫までの計算式が「ひらがな」で書かれています。頭の中で数字と記号を区別して、なるべく速く暗算で計算してください。

実施日　月　日

解答時間　分　秒

① ごたすさんたすにたすいちたすよん ＝ ☐

② さんたすななたすよんたすろくひくご ＝ ☐

③ はちひくななたすにひくさんたすろく ＝ ☐

④ ろくたすよんたすにひくいちたすさん ＝ ☐

⑤ ななたすさんたすごひくにたすさん ＝ ☐

⑥ きゅうたすろくひくごたすごひくさん ＝ ☐

⑦ はちひくさんたすろくひくよんたすさん ＝ ☐

⑧ にたすろくひくさんたすななひくごたすよん ＝ ☐

⑨ よんひくにたすはちひくさんたすななひくご ＝ ☐

⑩ にたすはちひくさんたすきゅうひくよんたすなな ＝ ☐

⑪ ごたすろくたすよんひくにひくきゅうたすはち ＝ ☐

⑫ はちひくろくひくにたすごたすろくひくきゅう ＝ ☐

→ 答えは P117

ご当地どこでしょう?

①～⑧には、日本各地にあるご当地自慢が並んでいます。日本の名湯がある場所を、右側の列の都道府県から探し出して線でつなぎましょう。

① 草津温泉　・　　　・ 熊本県

② 指宿温泉　・　　　・ 鹿児島県

③ 道後温泉　・　　　・ 神奈川県

④ 阿蘇温泉　・　　　・ 兵庫県

⑤ 湯河原温泉・　　　・ 宮城県

⑥ 有馬温泉　・　　　・ 群馬県

⑦ 鳴子温泉郷・　　　・ 静岡県

⑧ 熱海温泉　・　　　・ 愛媛県

→答えは P117

迷路をたどれ！

スタートからはじめてゴールを目指してできるだけ速く進んでください。線でふさがれているところは通れません。また、この問題は塗り絵としても楽しめます。

実施日
月　日
解答時間
分　秒

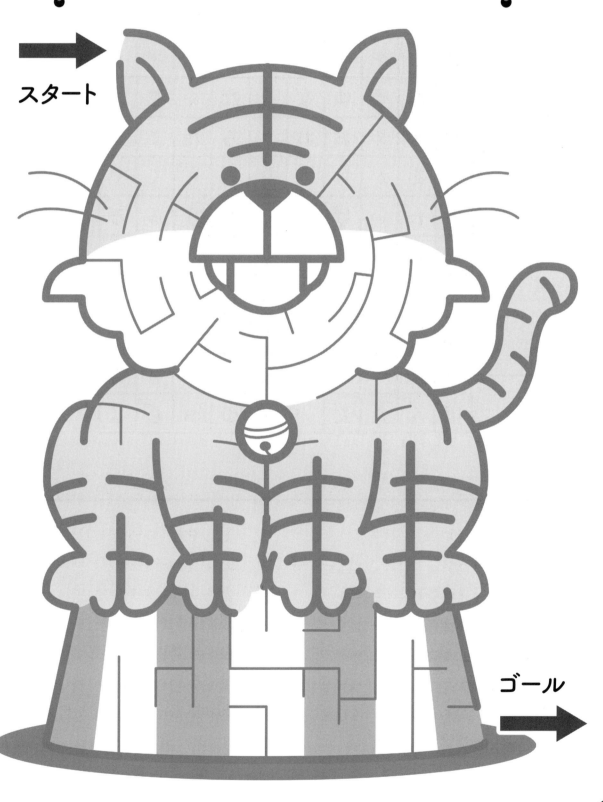

スタート

ゴール

→答えは P117

ことばさがし

リストの言葉を上下左右と斜めの8方向で一直線に探し、線を引いてください。盤面には、重複したり、一度も使わない文字もあります。小さい「っ」や「ゃ」なども大きな文字として扱います。

実施日
月　　日
解答時間
分　　秒

じ	し	や	も	き	ぎ	ぶ	ふ	ぷ	ぐ
し	お	ゆ	ゆ	な	な	た	く	ぐ	ま
や	あ	め	お	お	う	ち	た	ま	ま
も	あ	か	け	う	な	き	ち	く	ぐ
や	わ	い	げ	さ	ち	さ	う	る	ろ
し	わ	じ	さ	ま	ん	ん	あ	ぎ	く
し	ふ	ぶ	ぷ	ま	つ	か	さ	つ	ま
く	は	い	り	り	が	か	つ	お	お
ぱ	ば	さ	だ	ふ	わ	か	さ	き	あ
ば	ん	た	た	い	が	つ	お	じ	し

リスト

- ☑ あじ（アジ）
- ☐ あゆ（アユ）
- ☐ いわし（イワシ）
- ☐ うなぎ（ウナギ）
- ☐ かつお（カツオ）
- ☐ さけ（サケ）
- ☐ さば（サバ）
- ☐ さんま（サンマ）
- ☐ ししやも（シシャモ）
- ☐ たい（タイ）
- ☐ たちうお（タチウオ）
- ☐ ふぐ（フグ）
- ☐ ぶり（ブリ）
- ☐ まぐろ（マグロ）
- ☐ わかさぎ（ワカサギ）

→答えは P118

ダイヤモンド足し算

ダイヤのマスの中に、数字が一つずつ入っています。例題のように隣同士の数字を足していき、一番下のマスに入った数字が答えです。

実施日
月 日
解答時間
分 秒

例題

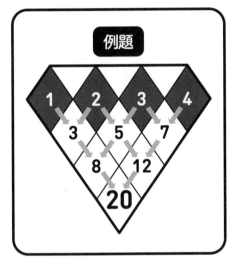

①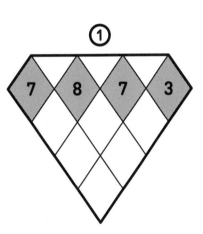

②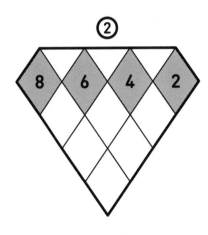

③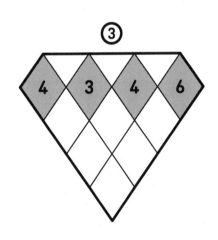

④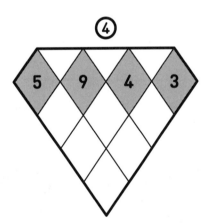

⑤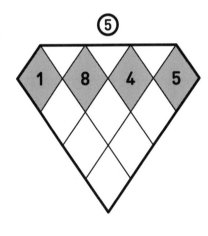

⑥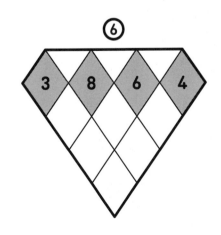

⑦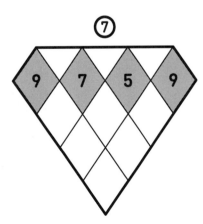

⑧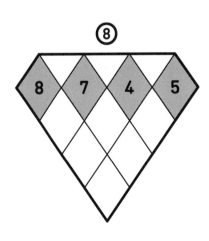

→答えはP118

仲間外れさがし

①〜④には、微妙に違うイラストが紛れ込んでいます。仲間外れの
イラストを探して〇をつけてください。

実施日
　月　　　日
解答時間
　分　　　秒

①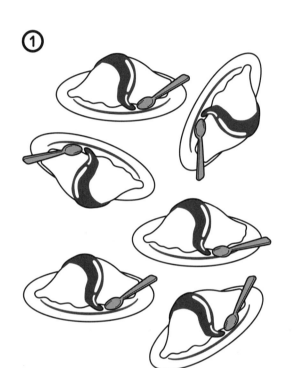

②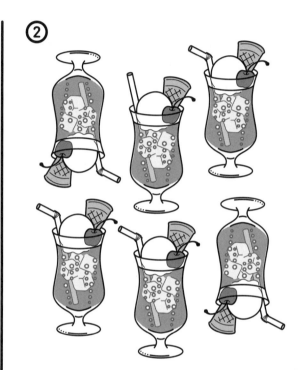

③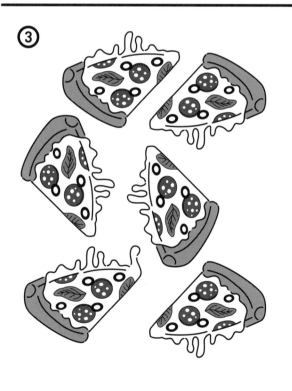

④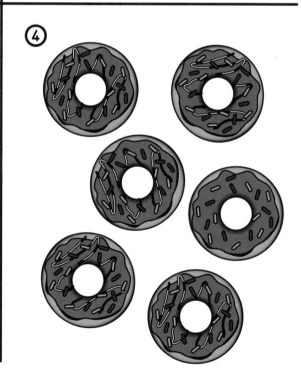

→答えは P118

並べ替えパズル

①〜⑥のひらがなを並べ替えて意味のある言葉にしてください。ただし小さな「っ」や「ゃ」なども大きな文字として扱います。

① うそよかぎうつれ

ヒント 思い思いの格好で

答え

② どーもんありぷら

ヒント 果物たっぷりスイーツ

答え

③ しんにくゆうがけ

ヒント 「桜咲く」か!?

答え

④ みかさんちしら

ヒント ブナの原生林で知られる世界遺産

答え

⑤ さくめっろし

ヒント 冠を編もう

答え

⑥ ひじようじめ

ヒント 白くて美しい世界遺産

答え

→ 答えは P118

13 日目 | 昭和思い出しクイズ

①～⑥には昭和に起こった出来事が書かれています。当時のことを思い出して、あてはまる答えをA～Cから選んでください。

実施日　　月　　日

解答時間　　分　　秒

---

① 昭和24年、日本人で初めて
ノーベル物理学賞を受賞したのは？

A. 白川英樹　B. 利根川進　C. 湯川秀樹

答え

---

② 昭和に活躍したプロ野球選手で、
赤バットといえば川上哲治。
では、青バットといえば誰？

A. 大下弘　B. 長嶋茂雄　C. 野村克也

答え

---

③ 上原謙や佐野周二とともに「松竹三羽烏」と呼ばれ、
松竹の看板スターとして活躍したのは？

A. 勝新太郎　B. 佐分利信　C. 東野英治郎

答え

---

④ 昭和の芸能界を彩った、
若者向け2大芸能雑誌といえば『明星』と何？

A. 装苑　B. 太陽　C. 平凡

答え

---

⑤ 昭和29年公開の映画で主演の
オードリー・ヘプバーンが着用し、
大流行したファッションは？

A. ワンピース　B. サブリナパンツ　C. ミニスカート

答え

---

⑥ 昭和50～52年に放送され、
スーパー戦隊シリーズの原点と呼ばれる
『秘密戦隊○○○○○』。○部分に入る言葉は？

A. ガッチャマン　B. キャシャーン　C. ゴレンジャー

答え

→ 答えは P118

028

14 日目 まちがいさがし

上と下のイラストには、違う部分が10カ所あります。間違いをすべて探してください。また、この問題は塗り絵としても楽しめます。

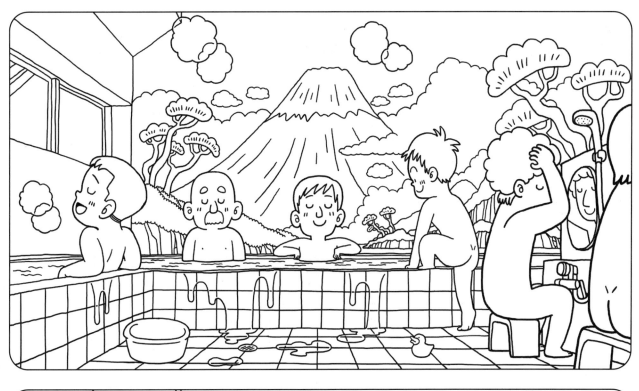

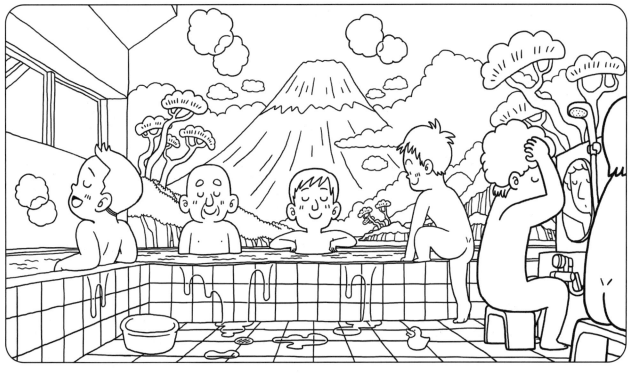

→ 答えは P118

二字熟語パズル

①～⑧の中央には、例のように上下左右の文字とつながって二字熟語になる共通の漢字が入ります。□に入る文字をリストから選んで答えてください。

実施日　　月　　日

解答時間　　分　　秒

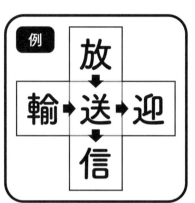

例

放 → 輸 → 送 → 迎 → 信

① 帝 / 国 □ 冠 / 将

② 反 / 相 □ 称 / 策

③ 忠 / 猟 □ 種 / 歯

④ 邪 / 睡 □ 物 / 法

⑤ 品 / 批 □ 判 / 論

⑥ 公 / 駆 □ 命 / 途

⑦ 保 / 駐 □ 守 / 学

⑧ 披 / 結 □ 呈 / 草

リスト　送 使 露 評 王 犬 留 魔 対

→答えは P118

穴あき算数

16 日目

①～⑯の計算式の中には＋、－、×、÷の記号が入ります。計算式が成り立つように、□の中に記号を入れてください。

実施日　　月　　日

解答時間　　分　　秒

① $5\;\square\;7=12$

② $4\;\square\;2=8$

③ $6\;\square\;3\;\square\;7=16$

④ $5\;\square\;6\;\square\;3=33$

⑤ $4\;\square\;7\;\square\;3=14$

⑥ $6\;\square\;4\;\square\;7=31$

⑦ $8\;\square\;5\;\square\;4=9$

⑧ $7\;\square\;8\;\square\;4=52$

⑨ $9\;\square\;3\;\square\;7=13$

⑩ $5\;\square\;5\;\square\;7=3$

⑪ $6\;\square\;8\;\square\;9=5$

⑫ $5\;\square\;8\;\square\;4=10$

⑬ $9\;\square\;6\;\square\;3=57$

⑭ $6\;\square\;2\;\square\;9=27$

⑮ $7\;\square\;4\;\square\;2=14$

⑯ $4\;\square\;7\;\square\;2=56$

→ 答えは P118

031

反転時計いま何時?

①～⑤までの時計は文字盤の左右が反転しています。それぞれ一瞬だけ見て目をつぶり、例のように左右反転させた時間をできるだけ速く答えてください。

実施日　　月　　日

解答時間　　分　　秒

例

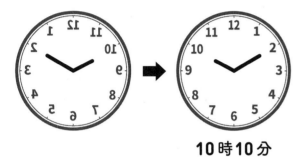

10時10分

①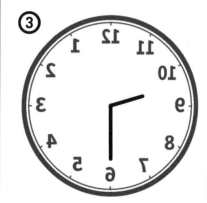

答え

②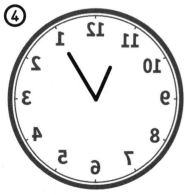

答え

③

答え

④

答え

⑤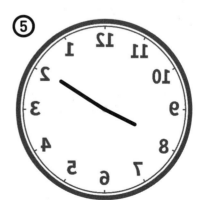

答え

→ 答えは P118

組み合わせパズル

下にあるバラバラのパーツを組み合わせると、見本のようなサブマリンが出来上がります。ただし、パーツの中には一つだけ使われないものがあります。使われずに残るパーツを〇で囲んでください。

実施日

月　日

解答時間

分　秒

見本

→答えは P118

クロスワードパズル

タテ・ヨコのカギをヒントに問題を解き、A〜Dのマスに入る文字を並べてできる言葉を答えてください。小さい「ッ」や「ャ」なども大きな文字として扱います。

実施日

月　日

解答時間

分　秒

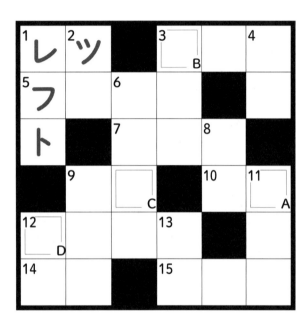

答え

A	B	C	D

タテのカギ

1　右はライト、左は？
2　手紙の数え方
3　自転車で、空気を入れる部分
4　猫の首輪でチリンと鳴る
6　カーリングで滑らせる
8　テストにつける正解の印
9　起源。土地の名前の○○○を調べる
11　コーン、ポタージュ、コンソメ
12　和室の○○の間に掛け軸を飾る
13　アマチュアから転向

ヨコのカギ

1　人気店の前に長蛇の○○！
3　衣類を収納する家具
5　方角や色を意識して運気アップ
7　黒部ダムがある県
9　アルファベットの21番目
10　家に誰もいない状態
12　ババ抜きや七並べをするのに使う
14　日本庭園の池でスイスイ泳ぐ
15　プロレスのリングを囲む綱

→ 答えは P119

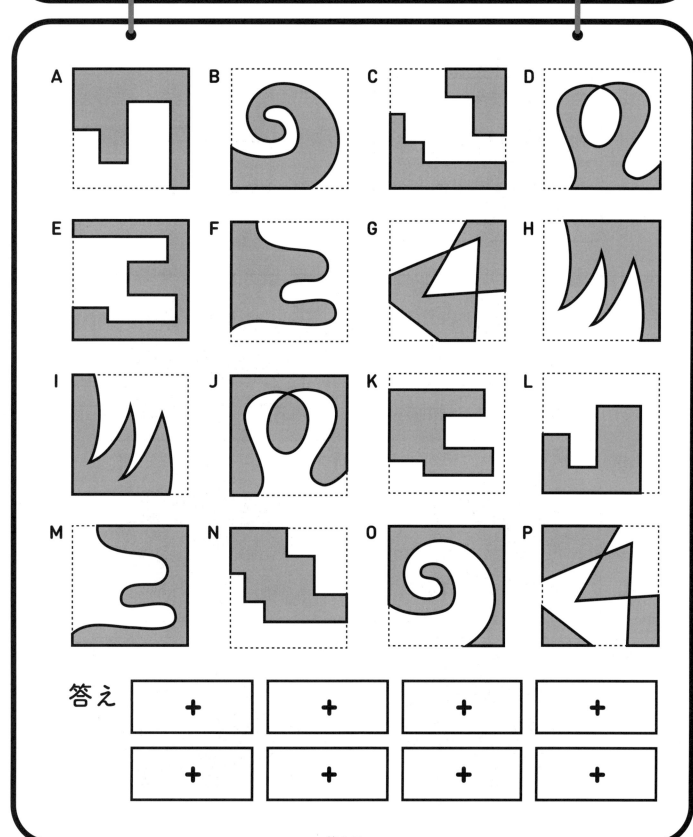

答え

| + | + | + | + |

| + | + | + | + |

21 日目

同じ絵さがし

①～⑥のイラストは、1枚を除いてどれも見本と微妙に違っています。見本とまったく同じイラストを探し、数字で答えてください。

実施日

月　　　日

解答時間

分　　　秒

見本

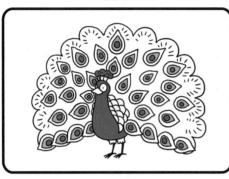

答え

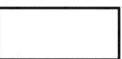

①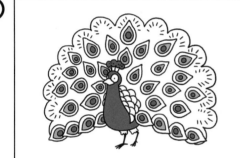

②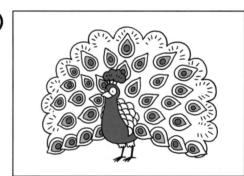

③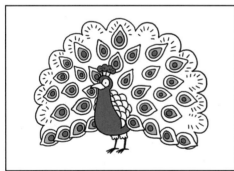

④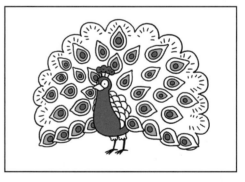

⑤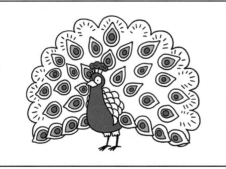

⑥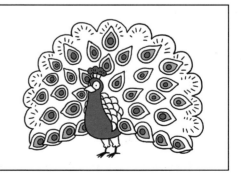

→ 答えは P119

同じ読み方ど〜れだ

左の列に並ぶ①〜⑧の熟語と同じ読み方の熟語を右の列から探し出して線でつなぎましょう。使われずに右の列に残った熟語を答えてください。

実施日　　月　　日
解答時間　　分　　秒

① 温度　読み（　　　　）・　　　　・香草

② 金銭　読み（　　　　）・　　　　・鏡台

③ 散乱　読み（　　　　）・　　　　・音頭

④ 強大　読み（　　　　）・　　　　・産卵

⑤ 交錯　読み（　　　　）・　　　　・形態

⑥ 携帯　読み（　　　　）・　　　　・登場

⑦ 構想　読み（　　　　）・　　　　・琴線

⑧ 搭乗　読み（　　　　）・　　　　・境内

　　　　　　　　　　　　　　　　　　・工作

答え

→ 答えは P119

25マス計算

一番上にある行に入った数字と左の列に入った数字を計算してすべてのマスを埋めましょう。左上の記号が「＋」なら足し算、「－」なら引き算をしてください。

実施日　月　日

解答時間　分　秒

例題

足し算

+	1	2	3	4	5
50					
40					
30		2+30=**32**			
20					
10					

引き算

−	10	20	30	40	50
5					
4					
3		20-3=**17**			
2					
1					

①

+	8	5	3	6	2
4					
6					
1					
7					
9					

②

−	16	20	13	17	11
8					
4					
7					
6					
10					

③

+	18	7	12	19	14
5					
7					
3					
6					
8					

④

−	12	18	21	15	19
11					
6					
3					
9					
5					

→答えは P119

24 日目 | 何が入るかな?

①～②の見本をよく見て法則を考えましょう。その法則に従って「?」の部分に入る図形をそれぞれ1～6の中から選んでください。

 実施日　月　日

解答時間　分　秒

① 見本

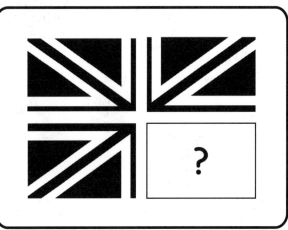

1　2　3

4　5　6

答え [　]

② 見本

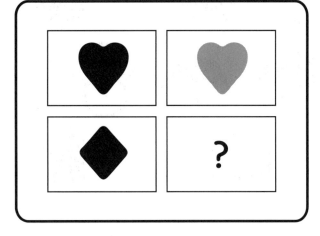

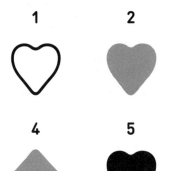
1　2　3

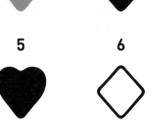
4　5　6

答え [　]

→ 答えは P119

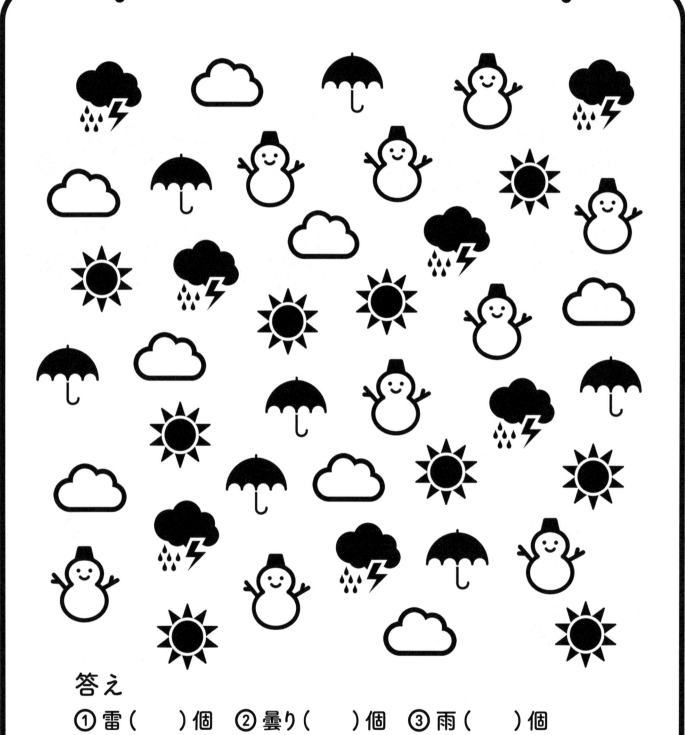

答え

① 雷（　　）個　② 曇り（　　　）個　③ 雨（　　　）個

④ 雪（　　）個　⑤ 晴れ（　　　）個

→答えは P119

漢字組み立てパズル

①〜⑧にあるそれぞれのパーツを足して、例題のように1文字の漢字に組み立ててください。

例題 一 + 大 = 天

① 十 + 日 = ☐

② 民 + 目 = ☐

③ 口 + 言 + 千 = ☐

④ 白 + 糸 + 巾 = ☐

⑤ ヒ + 二 + 止 = ☐

⑥ 立 + 口 + 千 + 十 = ☐

⑦ カ + カ + 十 + カ = ☐

⑧ 口 + 土 + ノ + ヒ + 日 = ☐

→答えはP119

マッチ棒クイズ

①～③にはマッチ棒が並んでいます。マッチ棒をそれぞれ1本だけ動かして正しい計算式にしてください。

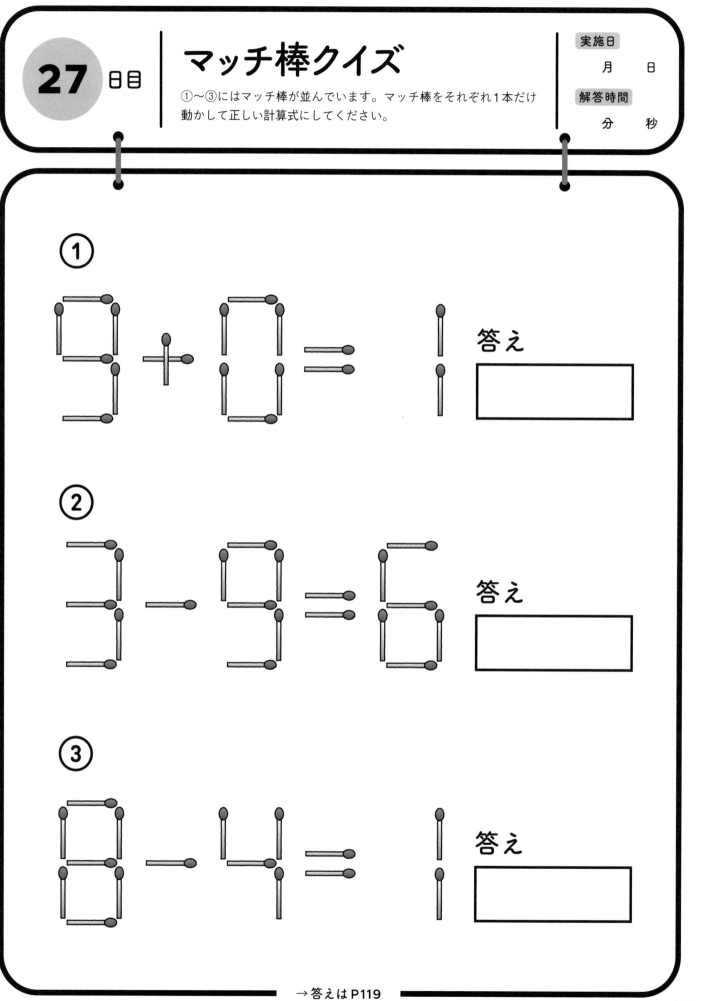

① 9＋0＝1　答え　▯

② 3−9＝6　答え　▯

③ 8−4＝1　答え　▯

→答えはP119

まちがいさがし

上と下のイラストには、違う部分が10カ所あります。間違いをすべて探してください。また、この問題は塗り絵としても楽しめます。

実施日
月　　　日

解答時間
分　　　秒

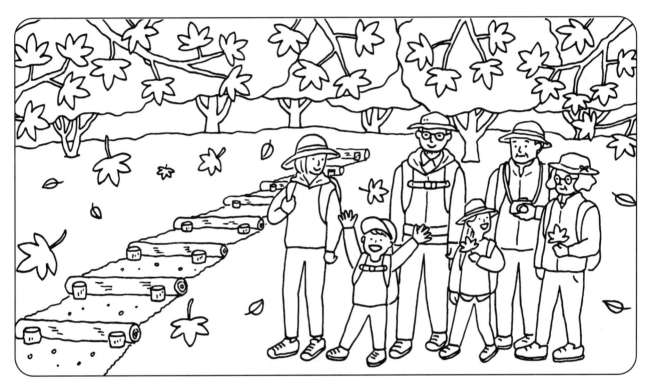

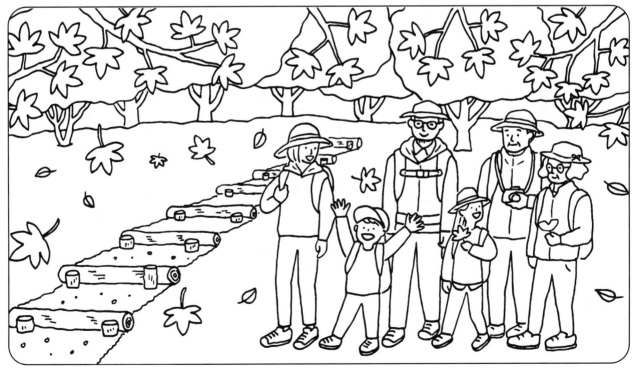

→ 答えは P119

そのころ、東京中の町という町、家という家では、ふたり①（　いじょう　）の人が顔をあわせさえすれば、まるでお②（　てんき　）のあいさつでもするように、怪人「二十面相」のうわさをしていました。

「二十面相」というのは、毎日毎日、新聞③（　きじ　）をにぎわしている、ふしぎな盗賊のあだ名です。その賊は二十のまったくちがった顔を持っているといわれていました。

つまり、変装がとびきりじょうずなのです。

どんなに明るい④（　ばしょ　）で、どんなに近よってながめても、少しも変装とはわからない、まるでちがった人に見えるのだそうです。老人にも若者にも、⑤（　ふごう　）にも乞食にも、学者にも⑥（　ぶらいかん　）にも、いや、女にさえも、まったくその人になりきってしまうことができるといいます。

→答えはP119

いくら持ってる？

①〜④のガマ口の中にはいくら入っているでしょう。暗算で、なるべく速く答えてください。

①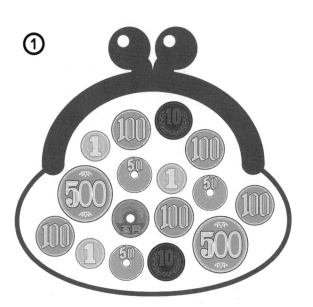

答え _____

②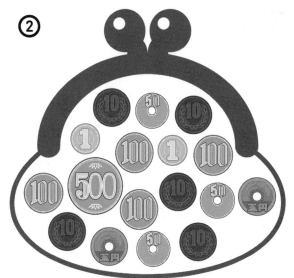

答え _____

③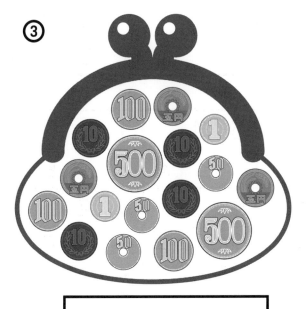

答え _____

④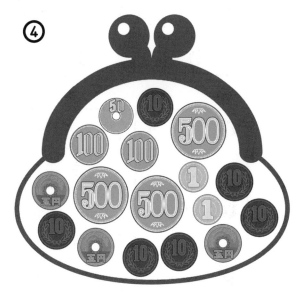

答え _____

→ 答えは P120

31 日目 | 6×6ナンプレ

例題のルールに従って、①〜④の問題を解いて、空いているマスを
すべて埋めてください。

実施日
月　　日
解答時間
分　　秒

例題

タテ6列、ヨコ6行のそれぞれに、1〜
6の数字が必ず1つずつ入ります。2×3
マスの太線で囲まれた6個のブロックに
も、1〜6の数字が必ず1つずつ入ります。
このルールに従って、すべてのマスに数
字を書き入れましょう。

3	6	1	4		2
2	4		1	6	
		4	3		1
1		3	6		
	3	2		1	6
5		6	2	3	4

3	6	1	4	5	2
2	4	5	1	6	3
6	5	4	3	2	1
1	2	3	6	4	5
4	3	2	5	1	6
5	1	6	2	3	4

---

①

		1	2		
6	2			5	4
4		6	3		5
	3	5	4	1	
3		2	6		1
	6			3	

②

	5	4	1		
1	6		5		4
6		2		3	
	3		6		2
5		1		4	6
		6	2	5	

③

4		3	2		6
	5			3	
6	3			1	4
1	4			2	3
5		1	3		2
		4	1		

④

6	3			1		2
		4	3		6	
5			4	2		
	1	2			5	
3		6	2			
2		1		6	3	

→ 答えは P120

046

32 日目 点つなぎ

1から56までの点を直線で順番につなぐと絵が浮かび上がります。
出てきた絵を答えてください。線は重なる場合があります。

実施日

月　　日

解答時間

分　　秒

答え

→ 答えは P120

三字熟語リレー

リストから漢字を選んでマスを埋め、三字熟語でリレーをしましょう。矢印が示すマスには同じ漢字が入ります。

実施日　　月　　日
解答時間　　分　　秒

① スタート

| 換気扇 | → | 空気 | → | □目□ | → | □□虫 | → | □□ |

ゴール

| ▨▨▨ | ← | □□ | ← | □許□ | ← | □書□ | ← | □太□ |

リスト

半 元 子 可 身 団
地 証 浴 駄 明 生 気

② スタート

| 総本山 | → | 総辞□ | → | □□ | → | 談□ | → | □□ |

ゴール

| ▨▨▨ | ← | □□ | ← | □報□ | ← | □愛□ | ← | □□ |

リスト

事 室 土 通 郷 用 員
産 口 桃 職 情 話 源 総

答え ① □□□　　② □□□

→ 答えは P120

カタカナ算数

①～⑫までの計算式が「カタカナ」で書かれています。頭の中で数字と記号を区別して、なるべく速く暗算で計算してください。

① ロクタスニタスサンタスイチタスヨン ＝ ☐

② ニタスヨンタスサンタスイチヒクキュウ ＝ ☐

③ ゴタスヨンヒクサンヒクヨンタスハチ ＝ ☐

④ ナナタスニタスロクヒクヨンタスサン ＝ ☐

⑤ イチタスハチタスロクヒクキュウタスナナ ＝ ☐

⑥ サンタスハチヒクロクタスヨンヒクニ ＝ ☐

⑦ ナナタスサンタスゴヒクヨンタスゴ ＝ ☐

⑧ キュウヒクニタスヨンヒクサンタスナナ ＝ ☐

⑨ ナナヒクゴタスキュウヒクサンタスロク ＝ ☐

⑩ ニタスサンヒクヨンタスロクヒクイチタスキュウ ＝ ☐

⑪ ロクタスナナタスキュウヒクサンヒクゴタスヨン ＝ ☐

⑫ ハチヒクヨンヒクサンタスニタスナナヒクロク ＝ ☐

→ 答えは P120

ご当地どこでしょう？

①〜⑧には、日本各地にあるご当地自慢が並んでいます。桜の名所がある場所を、右側の列の都道府県から探し出して線でつなぎましょう。

① 高遠城址公園　　　・　　　・ 山梨県

② 吉野山　　　　　　・　　　・ 奈良県

③ 新倉山浅間公園　　・　　　・ 福島県

④ 弘前公園　　　　　・　　　・ 青森県

⑤ 千鳥ヶ淵緑道　　　・　　　・ 長野県

⑥ 角館武家屋敷通り　・　　　・ 東京都

⑦ 幸手権現堂桜堤　　・　　　・ 秋田県

⑧ 鶴ヶ城公園　　　　・　　　・ 埼玉県

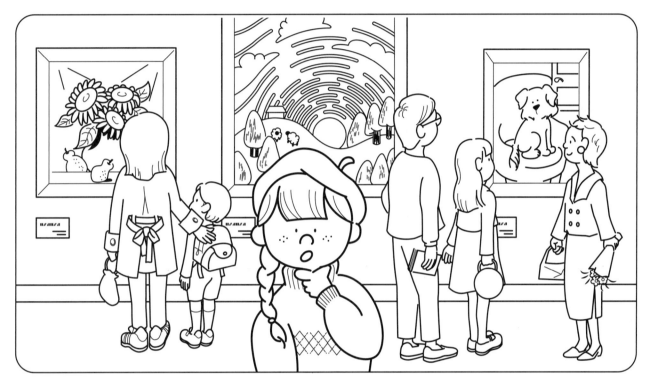

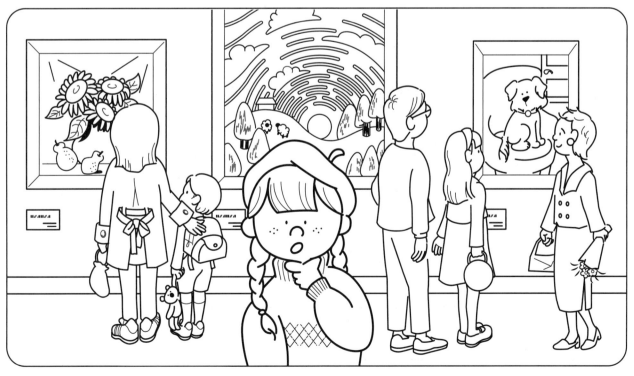

→ 答えは P120

四字熟語ペアさがし

大きな□の中には漢字が8文字入っていて、組み合わせると2つの四字熟語になります。①〜④の□の中の漢字でできる四字熟語を答えてください。

実施日　　月　　日

解答時間　　分　　秒

①

臨　降　機
　臨　応
変　孫　夭

答え

②

完　頭　心
　燃　全
却　焼　滅

答え

③

無　期　無
　芸　期
無　能　延

答え

④

適　優　柔
　断　自
々　不　悠

答え

→ 答えは P120

昭和思い出しクイズ

①～⑥には昭和に起こった出来事が書かれています。当時のことを思い出して、あてはまる答えをA～Cから選んでください。

① 大橋巨泉が司会を務めた『クイズダービー』で「三択の女王」と呼ばれたのは？

　A．井森美幸　B．竹下景子　C．名取裕子

答え

② 仲のよいカップルの中に割り込んだり、場違いな場所にいる人を指す、昭和50年代の流行語は？

　A．おじゃま虫　B．かみきり虫　C．へっぴり虫

答え

③ 昭和45年、日本初の人工衛星の打ち上げに成功。この人工衛星の名前は？

　A．おおすみ　B．はやぶさ　C．ひまわり

答え

④ 原作は手塚治虫。昭和41～42年に放送された、日本初の特撮カラーテレビ番組は？

　A．大魔神　B．デビルマン　C．マグマ大使

答え

⑤ 昭和55年に起きた漫才ブームを牽引した、島田洋七と島田洋八からなる漫才コンビの名前は？

　A．ザ・ぼんち　B．ツービート　C．B＆B

答え

⑥ 昭和のホームドラマ『肝っ玉かあさん』で、主役の大正五三子を演じたのは？

　A．京塚昌子　B．森光子　C．山岡久乃

答え

→答えはP120

迷路をたどれ！

スタートからはじめてゴールを目指してできるだけ速く進んでください。線でふさがれているところは通れません。また、この問題は塗り絵としても楽しめます。

実施日
月　　　日

解答時間
分　　　秒

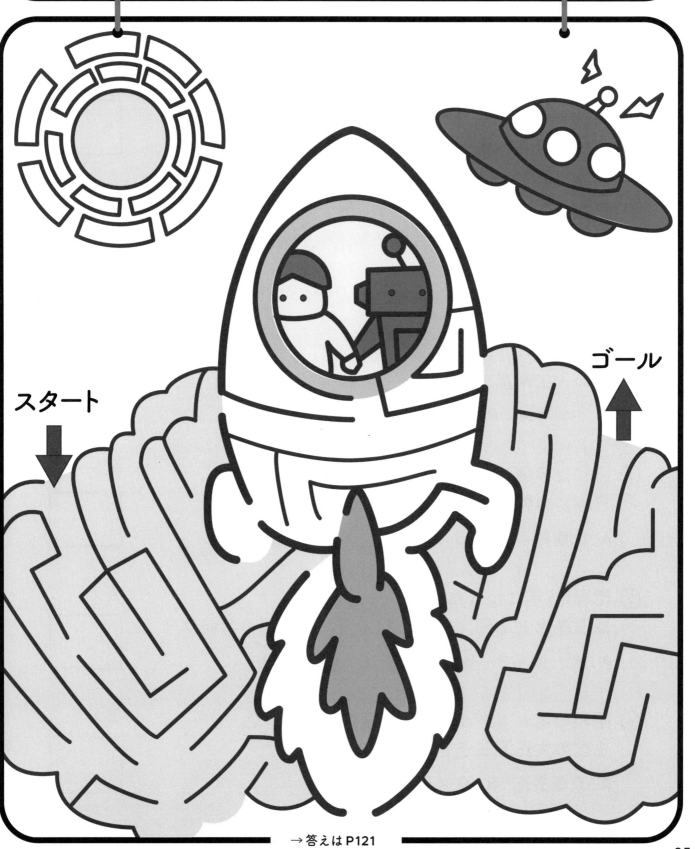

→答えは P121

レッツ！イングリッシュ

リストの英単語を上下左右と斜めの8方向で一直線に探し、線を引いてください。盤面には、重複したり、一度も使わないアルファベットもあります。

D	M	B	G	C	K	S	Y	H	T	L	A	E	H
R	U	S	K	A	S	U	M	N	E	P	S	N	C
Z	E	D	Z	E	R	O	W	E	I	K	P	J	I
K	S	H	L	D	K	D	F	I	C	L	D	O	F
S	U	I	T	C	P	F	E	O	C	Z	O	Y	T
C	M	D	O	A	C	J	L	N	P	L	L	I	O
S	E	K	G	C	E	B	P	D	B	R	I	A	V
D	V	E	I	S	Z	W	P	S	A	P	Z	M	E
C	O	F	F	E	E	K	A	E	T	A	E	W	N
K	S	S	T	B	R	E	N	W	O	N	J	O	Y

リスト

- ☐ APPLE（りんご）
- ☐ BLOCK（かたまり）
- ☐ COFFEE（コーヒー）
- ☐ ENJOY（楽しむ）
- ☐ GARDEN（庭）
- ☐ GIFT（贈り物）
- ☐ HEALTHY（健康な）
- ☐ MUSEUM（博物館）
- ☐ NEARLY（ほとんど）
- ☐ OVEN（オーブン）
- ☑ OWNER（持ち主）
- ☐ PAGE（ページ）
- ☐ SMILE（にっこりする）
- ☐ VIOLIN（バイオリン）
- ☐ WEATHER（天気）
- ☐ ZERO（零）

→ 答えは P121

ダイヤモンド足し算

ダイヤのマスの中に、数字が一つずつ入っています。例題のように
隣同士の数字を足していき、一番下のマスに入った数字が答えです。

実施日
月　　日
解答時間
分　　秒

例題
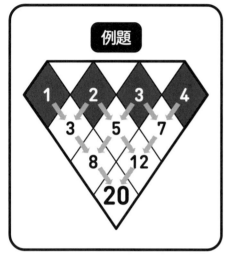

①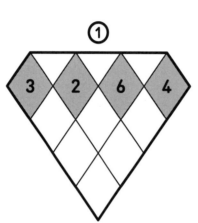

②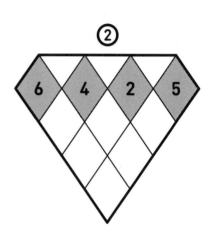

③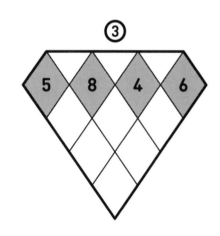

④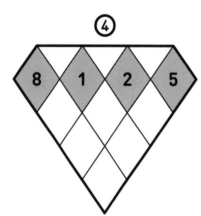

⑤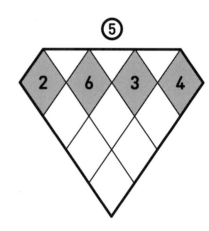

⑥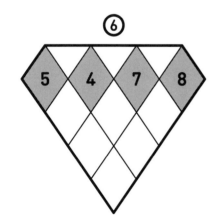

⑦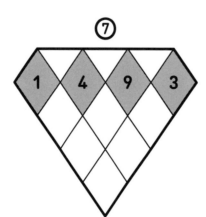

⑧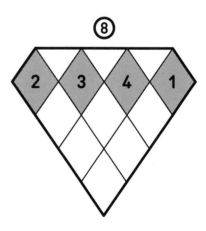

→答えは P121

数字を追いかけろ！

いろいろな形で囲まれた1〜50の数字がランダムに並んでいます。
できるだけ速く1〜50までの数字を順番に目で追ってください。

24　29　16　37　6
10　48　30
31　1　13　42
4　22　45
11　39　8
19　17　23
43　36　49
15　26
5　50　12　41　7　40
25　47　20
38　18　46　3　34
32　35
2　27　28
9　21　44　33　14

仲間外れさがし

①〜④には、微妙に違うイラストが紛れ込んでいます。仲間外れの
イラストを探して〇をつけてください。

実施日
月　　　日

解答時間
分　　　秒

①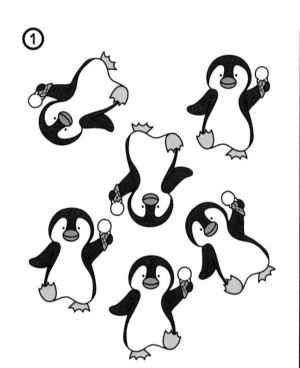

②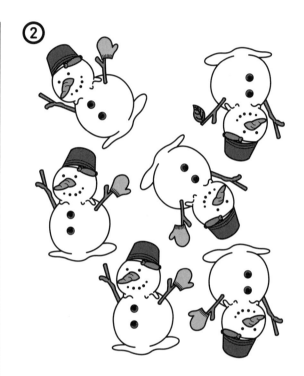

③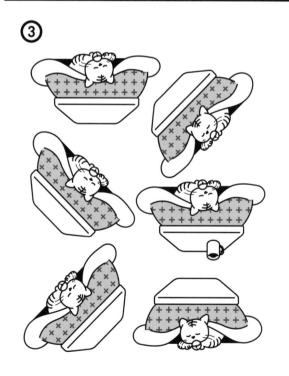

④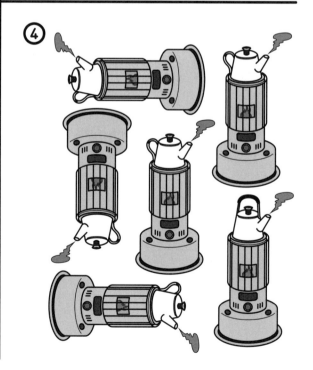

→答えは P121

44 日目

並べ替えパズル

①〜⑥のひらがなを並べ替えて意味のある言葉にしてください。ただし小さな「っ」や「ゃ」なども大きな文字として扱います。

実施日　月　日

解答時間　分　秒

①

わらふりかー

ヒント 白くてモコモコ

答え

②

よくいきんすぎ

ヒント 縁日で遊んだ

答え

③

ぐつどあらすと

ヒント 薬局です

答え

④

ごんうらきぼぴ

ヒント おふくろの味

答え

⑤

だすんやこうし

ヒント 男女で踊る

答え

⑥

うどんいばん

ヒント 観光地が賑やか

答え

→答えはP121

① 飛鳥時代の皇族です。

　日本最古の憲法をつくりました。

　遣隋使として小野妹子を派遣しました。

　厩戸王とも呼ばれます。

　叔母さんは推古天皇です。

　10人が一度に話しても聞き取れます。

　昭和の時代はお札にも描かれました。

答え　☐

② 東京の下町にいます。

　いろいろなお店が入っています。

　ソラカラちゃんと仲よしです。

　街並がよく見渡せます。

　電波塔の役割もあるんです。

　ライトの色が変わります。

　高さは634メートルです。

答え　☐

→ 答えは P121

まちがいさがし

上と下のイラストには、違う部分が10カ所あります。間違いをすべて探してください。また、この問題は塗り絵としても楽しめます。

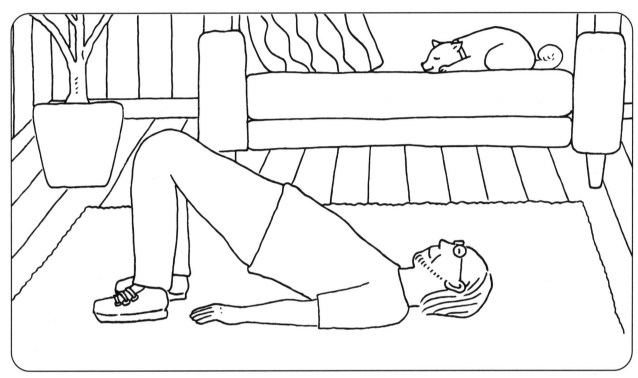

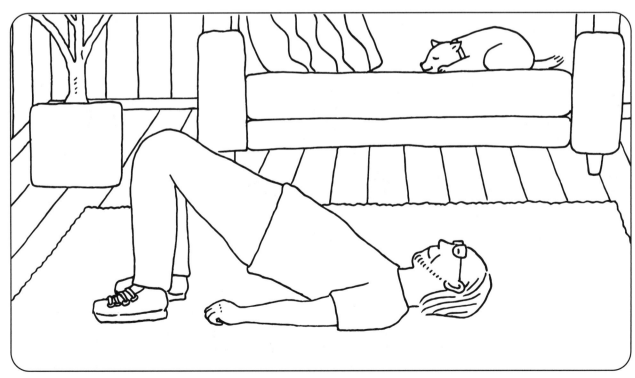

→ 答えは P121

二字熟語パズル

47 日目

①～⑧の中央には、例のように上下左右の文字とつながって二字熟語になる共通の漢字が入ります。□に入る文字をリストから選んで答えてください。

実施日　月　日

解答時間　分　秒

例

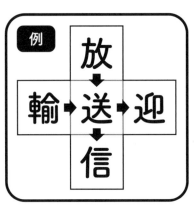

放 → 輸 → 送 → 迎 → 信

①
郵
穏 □ 利
乗

②
点
連 □ 応
吸

③
旺
泡 □ 況
大

④
恋
慈 □ 妻
着

⑤
給
灯 □ 彩
断

⑥
一
把 □ 手
力

⑦
頭
毛 □ 肉
靴

⑧
競
竹 □ 券
車

リスト　~~送~~　油　盛　握　皮　愛　馬　呼　便

→答えはP121

穴あき算数

①〜⑯の計算式の中には＋、−、×、÷の記号が入ります。計算式が成り立つように、□の中に記号を入れてください。

実施日　　月　　日

解答時間　　分　　秒

① 3 □ 3 = 6

② 5 □ 3 = 15

③ 6 □ 5 □ 3 = 14

④ 7 □ 3 □ 2 = 23

⑤ 5 □ 4 □ 7 = 16

⑥ 2 □ 8 □ 5 = 21

⑦ 7 □ 6 □ 4 = 9

⑧ 6 □ 7 □ 5 = 37

⑨ 8 □ 3 □ 7 = 12

⑩ 7 □ 9 □ 3 = 66

⑪ 7 □ 5 □ 4 = 8

⑫ 3 □ 8 □ 4 = 6

⑬ 9 □ 4 □ 6 = 42

⑭ 8 □ 2 □ 9 = 36

⑮ 4 □ 5 □ 2 = 10

⑯ 2 □ 3 □ 5 = 30

→ 答えは P121

謎解きクイズ

A～Eの文章をよく読んで状況を推理し、①～②の質問に答えてください。

実施日

月　　日

解答時間

分　　秒

①

フードコートで5人の男女が5種類の料理を1品ずつ注文しました。5人の話から、誰がどの料理を頼んだか推理してください。カレーを頼んだのは誰でしょう？

A	
B	
C	
D	
E	

A ラーメンを頼んだのはCです

B カレーを頼んだのは私ではありません

C ちゃんぽんを頼んだ人がいます

D たこ焼きを頼んだのは私でもBでもないです

E 私はステーキを頼みました

答え

②

5人の男女がテーブルを囲んで座っています。5人の話から、誰がどこに座っているか推理してください。Dの左隣は誰でしょう？

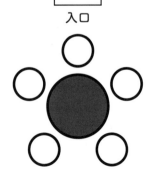

入口

答え

A 私の左隣に座っているのはDです

B CはAの隣ではありません

C Aは入口前に座っていません

D 私はEの隣ではありません

E 私は入口前の席の人から見て右隣です

→ 答えは P121

組み合わせパズル

下にあるバラバラのパーツを組み合わせると、見本のような機関車が出来上がります。ただし、パーツの中には一つだけ使われないものがあります。使われずに残るパーツを〇で囲んでください。

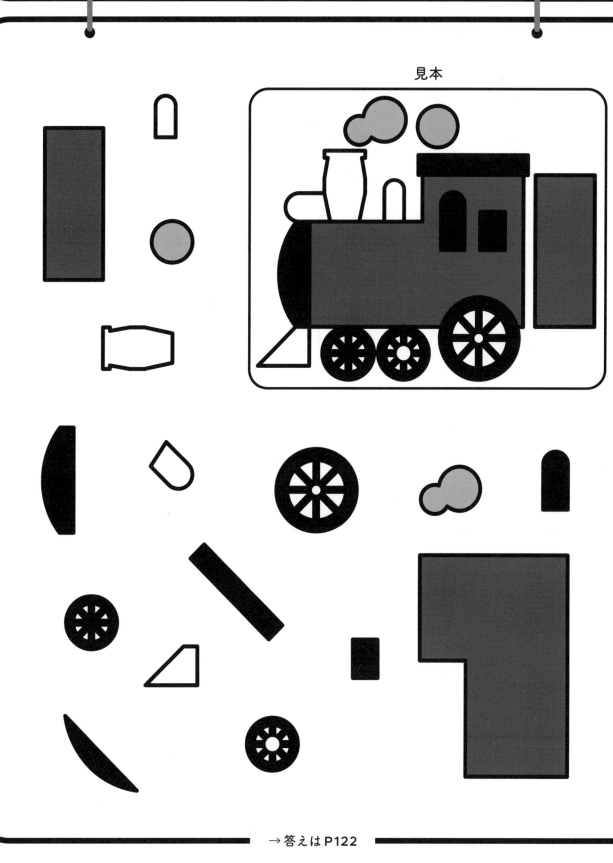

見本

→答えは P122

クロスワードパズル

タテ・ヨコのカギをヒントに問題を解き、A〜Dのマスに入る文字を並べてできる言葉を答えてください。小さい「ッ」や「ャ」なども大きな文字として扱います。

実施日　　月　　日

解答時間　　分　　秒

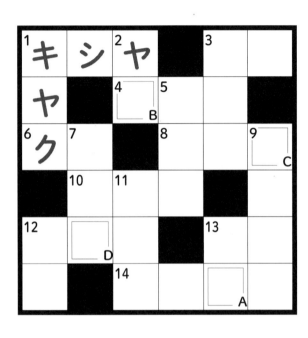

答え

A	B	C	D

タテのカギ

1　店員が「いらっしゃいませ」と迎える
2　俳優がなりきって演技
3　神社の入口に立つ
5　絹ごしより少しかたい豆腐
7　不必要なことを例える「○○○に提灯」
9　赤は「止まれ」
11　琵琶法師が語る『○○○物語』
12　世界一はエベレスト
13　笑う○○には福来たる

ヨコのカギ

1　会見の会場に集まる
3　十二支の3番目
4　どんよりした空模様
6　玄関で履いたり脱いだり
8　初対面の人に「こういう者です」と渡す
10　「村」や「松」の部首
12　時代区分で縄文の次
13　スーパーで精算前の商品を入れる
14　竹刀や防具を使うスポーツ

→ 答えは P122

マッチ棒クイズ

①～③にはマッチ棒が並んでいます。マッチ棒をそれぞれ1本だけ動かして正しい計算式にしてください。

実施日　月　日

解答時間　分　秒

①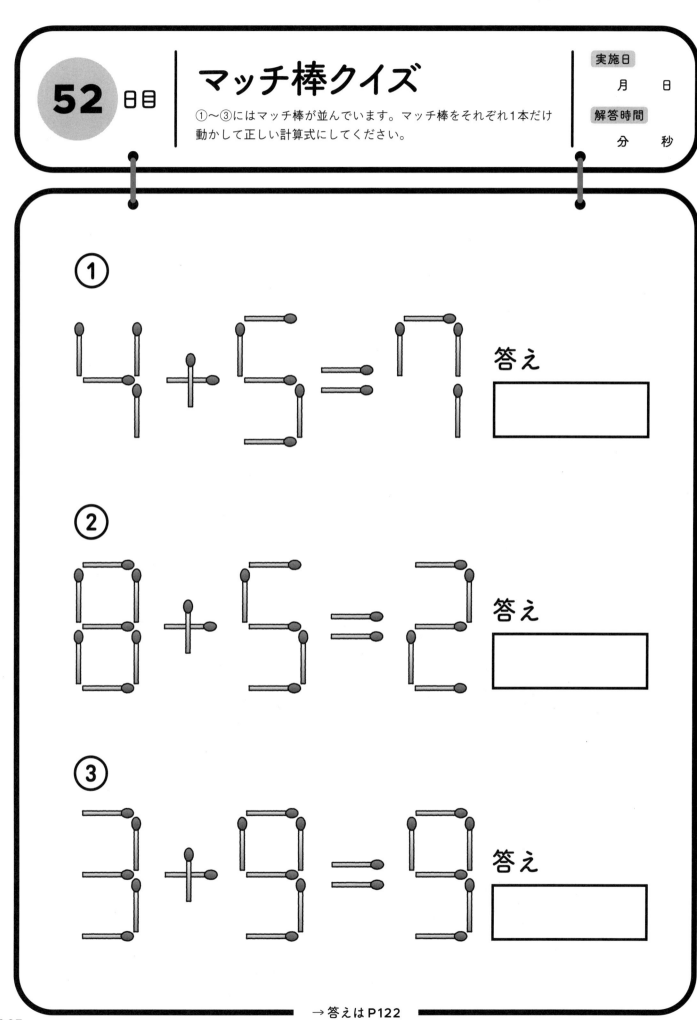

4+5=7　答え ☐

② 8+5=2　答え ☐

③ 3+9=9　答え ☐

→ 答えは P122

同じ絵さがし

①～⑥のイラストは、1枚を除いてどれも見本と微妙に違っています。見本とまったく同じイラストを探し、数字で答えてください。

実施日
月　　日
解答時間
分　　秒

見本

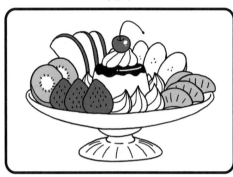

答え

①
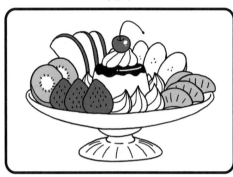

②
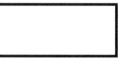

③
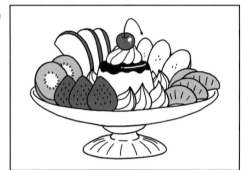

④
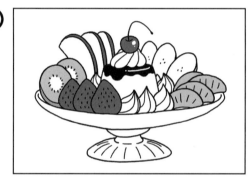

⑤
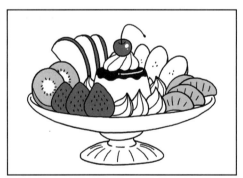

⑥
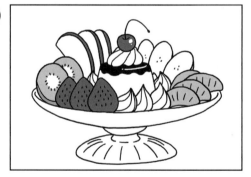

→答えは P122

同じ読み方ど〜れだ

左の列に並ぶ①〜⑧の熟語と同じ読み方の熟語を右の列から探し出して線でつなぎましょう。使われずに右の列に残った熟語を答えてください。

① 洋食　読み（　　　　）・　　　・旧家

② 楽器　読み（　　　　）・　　　・解凍

③ 年度　読み（　　　　）・　　　・机上

④ 休暇　読み（　　　　）・　　　・養殖

⑤ 用紙　読み（　　　　）・　　　・竹刀

⑥ 気丈　読み（　　　　）・　　　・容姿

⑦ 街灯　読み（　　　　）・　　　・学期

⑧ 市内　読み（　　　　）・　　　・粘土

・該当

答え

→答えは P122

25マス計算

一番上にある行に入った数字と左の列に入った数字を計算してすべてのマスを埋めましょう。左上の記号が「＋」なら足し算、「－」なら引き算をしてください。

実施日　　月　　日

解答時間　　分　　秒

例題

┌ 足し算

＋	1	2	3	4	5
50					
40					
30		2+30=**32**			
20					
10					

┌ 引き算

－	10	20	30	40	50
5					
4					
3		20-3=**17**			
2					
1					

①

＋	6	8	2	5	3
2					
7					
3					
6					
5					

②

－	12	19	15	18	11
4					
7					
2					
5					
9					

③

＋	13	17	22	18	14
12					
8					
3					
7					
14					

④

－	23	27	30	29	33
12					
15					
21					
13					
7					

→答えはP122

6×6ナンプレ

例題のルールに従って、①～④の問題を解いて、空いているマスを
すべて埋めてください。

実施日

月　　　日

解答時間

分　　　秒

例題

タテ6列、ヨコ6行のそれぞれに、1～
6の数字が必ず1つずつ入ります。2×3
マスの太線で囲まれた6個のブロックに
も、1～6の数字が必ず1つずつ入ります。
このルールに従って、すべてのマスに数
字を書き入れましょう。

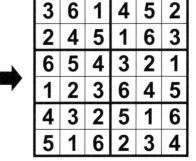

①

3		4		5	
1	6		3		2
	5		6		4
4		6		1	
5		2		6	3
	4		5		1

②

5		1	4		2
3		2	1		5
1	5			2	4
		3	5		
6					1
	1	4	6	5	

③

	5	2	4		1
1	3			6	
2			3		4
4		3			6
	2			4	5
5			1	6	2

④

	6	3	4	2	
4		5	1		6
3	4			5	2
		2	3		
2	1			6	3
	3			1	

→答えは P122

いくつある?

5種類のイラストがランダムに入っています。それぞれいくつあるでしょう。筆記具は使わずに、なるべく速く答えてください。

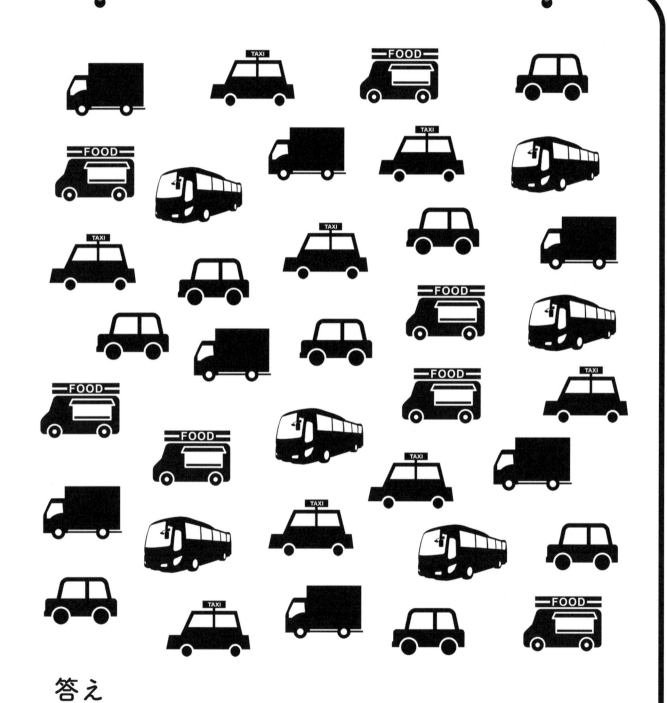

答え

① バス（　　）個　② トラック（　　）個　③ 屋台（　　）個

④ タクシー（　　）個　⑤ 乗用車（　　）個

→答えは P122

漢字組み立てパズル

①〜⑧にあるそれぞれのパーツを足して、例題のように1文字の漢字に組み立ててください。

実施日　月　日

解答時間　分　秒

例題　一 + 大 = 天

① 生 + 日 =

② 犬 + 口 =

③ 刃 + 言 + 心 =

④ 石 + 王 + 白 =

⑤ 光 + 日 + 巾 =

⑥ ヒ + 虫 + 土 + ノ =

⑦ 心 + ム + 糸 + 八 =

⑧ 又 + 糸 + 又 + 又 + 又 =

→ 答えは P123

ご当地どこでしょう？

①～⑧には、日本各地にあるご当地自慢が並んでいます。名瀑がある場所を、右側の列の都道府県から探し出して線でつなぎましょう。

① 吹割の滝　　　・　　　・和歌山県

② 裏見ヶ滝　　　・　　　・群馬県

③ 袋田の滝　　　・　　　・北海道

④ 那智の滝　　　・　　　・宮崎県

⑤ 箕面大滝　　　・　　　・栃木県

⑥ 真名井の滝　　・　　　・東京都

⑦ 竜頭ノ滝　　　・　　　・大阪府

⑧ オシンコシンの滝　・　　　・茨城県

→答えはP123

60 日目 反転まちがいさがし

右と左のイラストは反転しています。違う部分が10カ所あるので間違いをすべて探してください。また、この問題は塗り絵としても楽しめます。

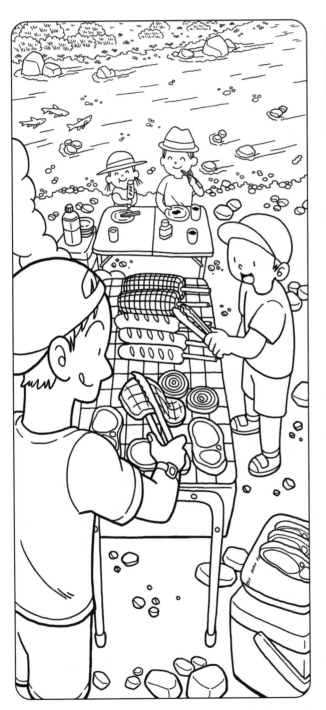
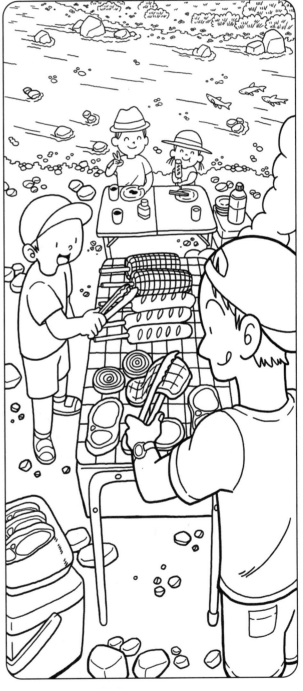

→答えはP123

三字熟語リレー

リストから漢字を選んでマスを埋め、三字熟語でリレーをしましょう。矢印が示すマスには同じ漢字が入ります。

実施日　　月　　日
解答時間　　分　　秒

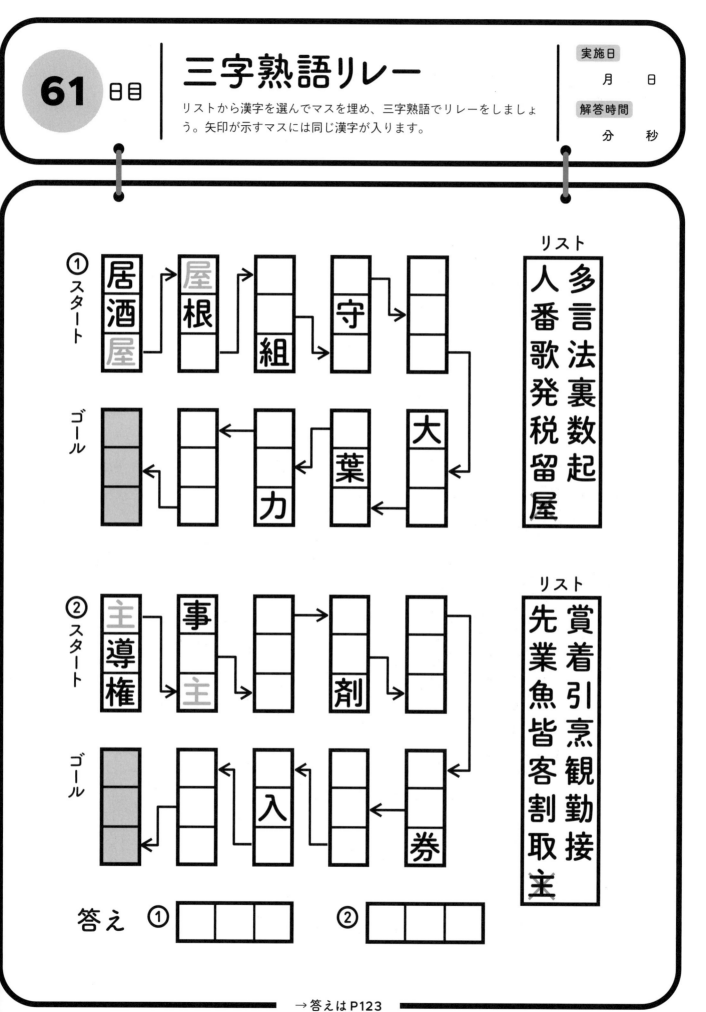

リスト

人番歌発税留屋　多言法裏数起

リスト

先業魚皆客割取主　賞着引烹観勤接

答え　① ☐☐☐　　② ☐☐☐

→ 答えは P123

いくら持ってる?

①～④のガマ口の中にはいくら入っているでしょう。暗算で、なるべく速く答えてください。

実施日
月　日

解答時間
分　秒

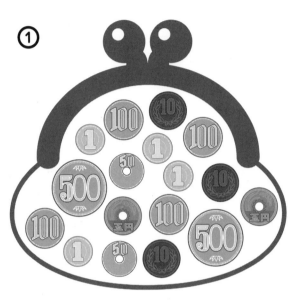

① 答え ⬚

② 答え ⬚

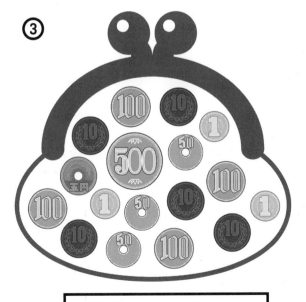

③ 答え ⬚

④ 答え ⬚

→ 答えは P123

昭和思い出しクイズ

①〜⑥には昭和に起こった出来事が書かれています。当時のことを思い出して、あてはまる答えをA〜Cから選んでください。

実施日 　月　　日

解答時間 　分　　秒

① 刑事ドラマ『太陽にほえろ！』で、
松田優作が演じた柴田純のニックネームは？

A．ジーパン　B．テキサス　C．ラガー

答え

② 昭和20年代に活躍し
「フジヤマのトビウオ」と呼ばれた水泳選手は？

A．鈴木大地　B．古橋廣之進　C．前畑秀子

答え

③ 昭和45年開催の大阪万博のテーマソング
『世界の国から○○○○○』。○部分に入る言葉は？

A．ありがとう　B．おいでやす　C．こんにちは

答え

④ 俳優の樹木希林は昭和52年にこの芸名に改名。
では、改名前の芸名は？

A．北林谷栄　B．野村昭子　C．悠木千帆

答え

⑤ 「減点パパ」などの人気コーナーがあった
NHKのバラエティー番組『お笑い○○○○○』。
○部分に入る言葉は？

A．オンステージ　B．チャンピオン　C．ファンタジー

答え

⑥ 昭和35年に発足した第1次池田勇人内閣に
厚生大臣として入閣し、初の女性大臣となったのは？

A．市川房枝　B．土井たか子　C．中山マサ

答え

→ 答えは P123

点つなぎ

1から48までの点を直線で順番につなぐと絵が浮かび上がります。
出てきた絵を答えてください。線は重なる場合があります。

9
8
10
7
6
5
11
45
12
44
4
46
43
42
38
39
47
41
40
48
3
37
13
27
1
26
32
33
28
30
25
29
31
24
36
14
34
35
15
23
16
19
22
18
20
17
21

答え

→ 答えは P123

四字熟語ペアさがし

大きな□の中には漢字が8文字入っていて、組み合わせると2つの四字熟語になります。①〜④の□の中の漢字でできる四字熟語を答えてください。

①

気　即　当
　投　合
意　意　妙

答え

②

倒　抱　水
　陣　之
背　絶　腹

答え

③

水　鏡　明
　光　風
明　止　媚

答え

④

生　死　死
　一　起
回　九　生

答え

→ 答えは P123

反転時計いま何時?

①~⑤までの時計は文字盤の左右が反転しています。それぞれ一瞬だけ見て目をつぶり、例のように左右反転させた時間をできるだけ速く答えてください。

実施日
月　日

解答時間
分　秒

例

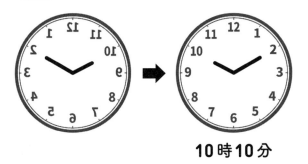

10時10分

①

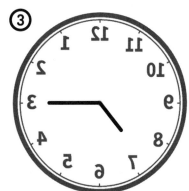

答え

②

答え

③

答え

④

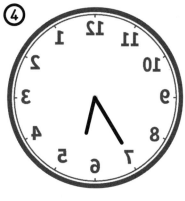

答え

⑤

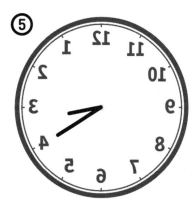

答え

→ 答えは P123

まちがいさがし

上と下のイラストには、違う部分が10カ所あります。間違いをすべて探してください。また、この問題は塗り絵としても楽しめます。

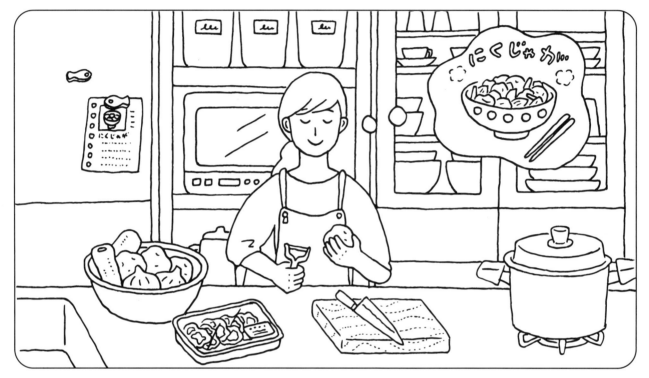

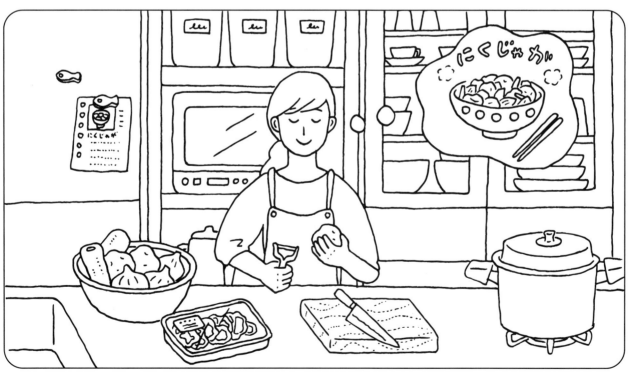

→ 答えは P123

ことばさがし

リストの言葉を上下左右と斜めの8方向で一直線に探し、線を引いてください。盤面には、重複したり、一度も使わない文字もあります。小さい「っ」や「ゃ」なども大きな文字として扱います。

実施日　　月　　日
解答時間　　分　　秒

が	い	ほ	た	て	が	い	さ	さ	え
い	が	て	た	た	い	ひ	ざ	い	り
た	て	ま	い	ら	お	え	さ	が	く
ま	ま	び	ら	う	あ	い	む	る	ま
あ	わ	い	ぎ	う	お	が	ー	ー	は
あ	か	が	き	つ	ほ	ぶ	る	む	ま
か	い	い	い	が	き	つ	ほ	が	ぐ
が	ぎ	わ	し	ぶ	こ	と	き	い	り
い	き	が	わ	じ	ぶ	と	こ	さ	さ
が	い	か	あ	み	み	じ	あ	あ	お

リスト

- ☐ あかがい（赤貝）
- ☐ あさり（アサリ）
- ☐ あわび（アワビ）
- ☑ かき（カキ）
- ☐ さざえ（サザエ）
- ☐ しじみ（シジミ）
- ☐ たいらぎ（タイラギ）
- ☐ つぶがい（ツブ貝）
- ☐ とこぶし（トコブシ）
- ☐ はまぐり（ハマグリ）
- ☐ ひおうぎがい（ヒオウギ貝）
- ☐ ほたてがい（帆立貝）
- ☐ ほつきがい（ホッキ貝）
- ☐ まてがい（マテ貝）
- ☐ むーるがい（ムール貝）

→答えはP124

ひらがな算数

①〜⑫までの計算式が「ひらがな」で書かれています。頭の中で数字と記号を区別して、なるべく速く暗算で計算してください。

実施日　月　日
解答時間　分　秒

① ごたすななたすにたすさんたすよん　=　□

② はちひくごたすいちたすきゅうたすさん　=　□

③ いちたすろくたすさんたすごひくきゅう　=　□

④ よんたすにたすろくひくはちたすなな　=　□

⑤ きゅうたすいちたすごひくななたすさん　=　□

⑥ よんたすろくたすななひくさんひくに　=　□

⑦ ななたすにひくろくたすごひくいち　=　□

⑧ にたすはちたすさんたすろくたすななたすよん　=　□

⑨ さんたすはちたすろくたすよんたすななひくきゅう　=　□

⑩ きゅうひくななたすろくひくさんたすよんひくに　=　□

⑪ ごたすさんひくいちたすななひくろくたすさん　=　□

⑫ さんひくにたすはちひくろくたすよんひくご　=　□

→ 答えは P124

70 日目 ｜ 相方をさがせ！

A〜Pの図形の中には、2つを合体させることで正方形になる組み合わせが8個あります。その組み合わせをすべて答えてください。

実施日
月　日

解答時間
分　秒

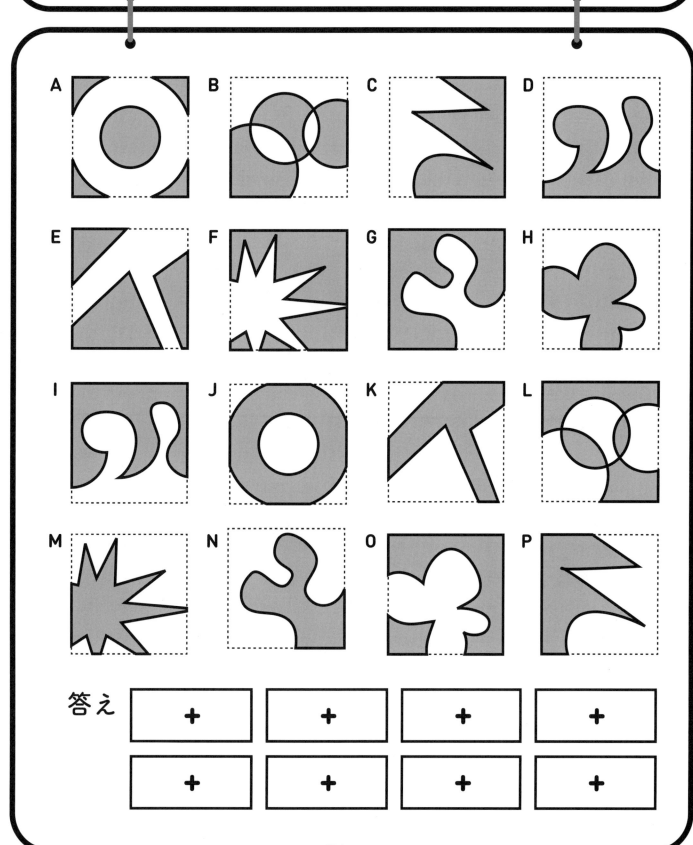

答え

+	+	+	+

+	+	+	+

→ 答えは P124

迷路をたどれ！

スタートからはじめてゴールを目指してできるだけ速く進んでください。線でふさがれているところは通れません。また、この問題は塗り絵としても楽しめます。

実施日　　月　　日
解答時間　　分　　秒

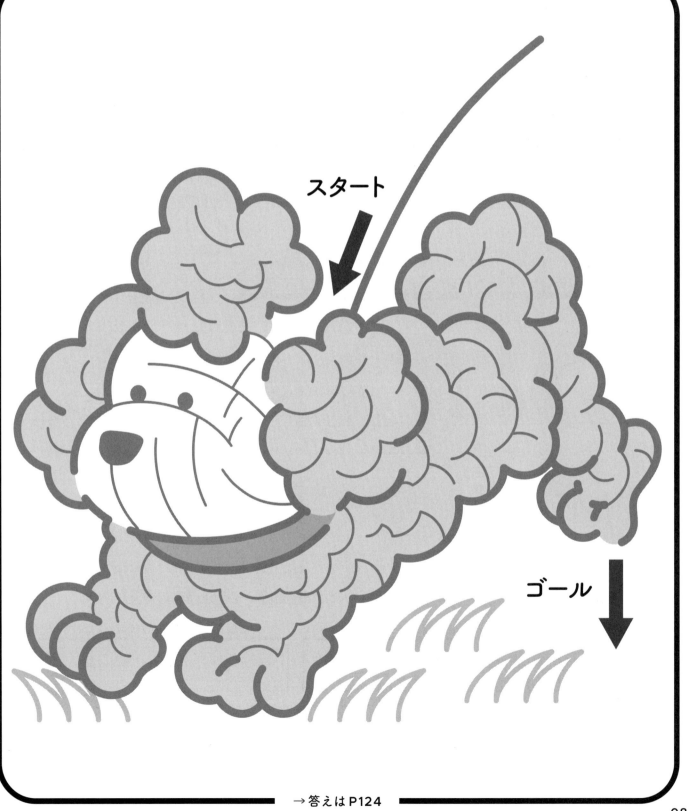

スタート

ゴール

→答えは P124

並べ替えパズル

①〜⑥のひらがなを並べ替えて意味のある言葉にしてください。ただし小さな「っ」や「ゃ」なども大きな文字として扱います。

① とぅとっごれう

答え

ヒント 長崎県の一部

② ぶんきょうび

答え

ヒント おめでたい

③ ふーんさらわ

答え

ヒント 日本語ではヒマワリ

④ よんめんきんてう

答え

ヒント 自主返納した人もいる?

⑤ たちむんらい

答え

ヒント お昼ごはんは何にする?

⑥ あのだしまはて

答え

ヒント 京都の絶景

→ 答えは P124

何が入るかな？

①～②の見本をよく見て法則を考えましょう。その法則に従って「？」の部分に入る図形をそれぞれ1～6の中から選んでください。

① 見本

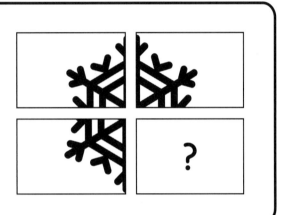

1　　　2　　　3

4　　　5　　　6

答え

② 見本

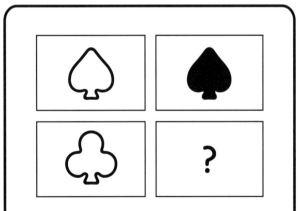

1　　　2　　　3

4　　　5　　　6

答え

→答えはP124

仲間外れさがし

①～④には、微妙に違うイラストが紛れ込んでいます。仲間外れの
イラストを探して○をつけてください。

実施日

月　　日

解答時間

分　　秒

①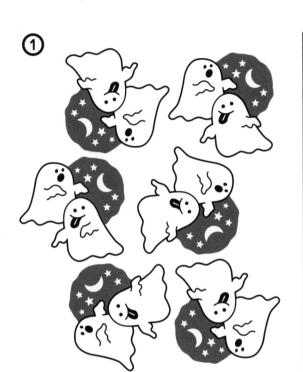

②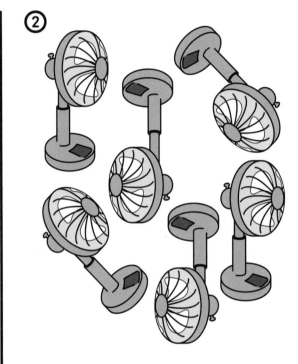

③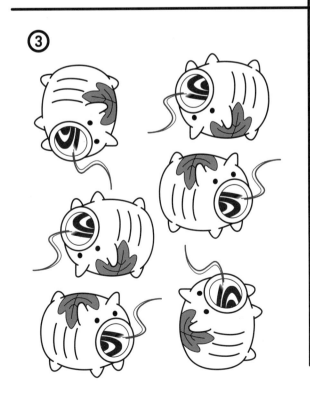

④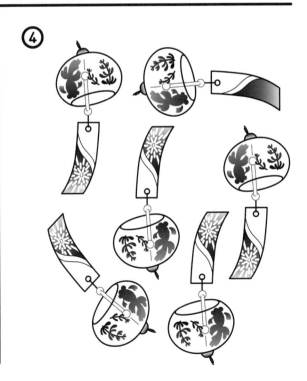

→ 答えは P124

二字熟語パズル

75 日目

①〜⑧の中央には、例のように上下左右の文字とつながって二字熟語になる共通の漢字が入ります。□に入る文字をリストから選んで答えてください。

実施日　　月　　日
解答時間　　分　　秒

例

```
    放
    ↓
輪→送→迎
    ↓
    信
```

①
```
  改
勧 □ 良
  悪
```

②
```
  喉
神 □ 像
  閣
```

③
```
  格
奉 □ 豆
  涼
```

④
```
  撤
荒 □ 材
  除
```

⑤
```
  特
免 □ 嫁
  容
```

⑥
```
  表
尊 □ 礼
  遠
```

⑦
```
  麺
金 □ 状
  線
```

⑧
```
  般
老 □ 葉
  者
```

リスト　送　若　納　棒　許　善　仏　敬　廃

→答えは P124

ダイヤモンド足し算

ダイヤのマスの中に、数字が一つずつ入っています。例題のように隣同士の数字を足していき、一番下のマスに入った数字が答えです。

実施日
月　日

解答時間
分　秒

例題

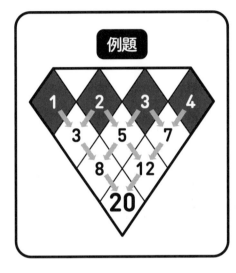

①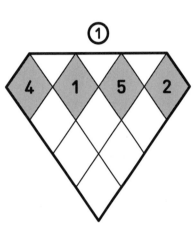

②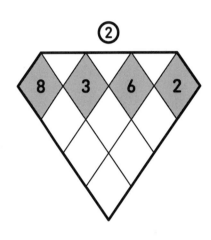

③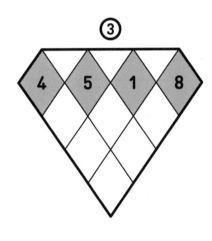

④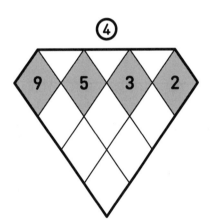

⑤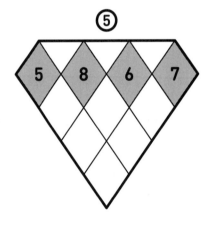

⑥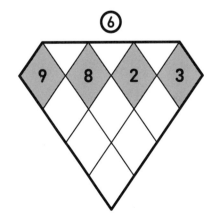

⑦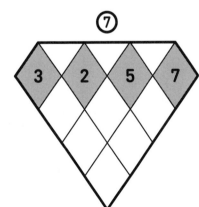

⑧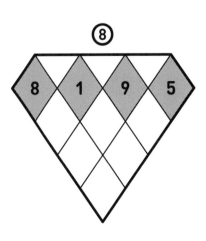

→ 答えは P124

マッチ棒クイズ

①～③にはマッチ棒が並んでいます。マッチ棒をそれぞれ1本だけ
動かして正しい計算式にしてください。

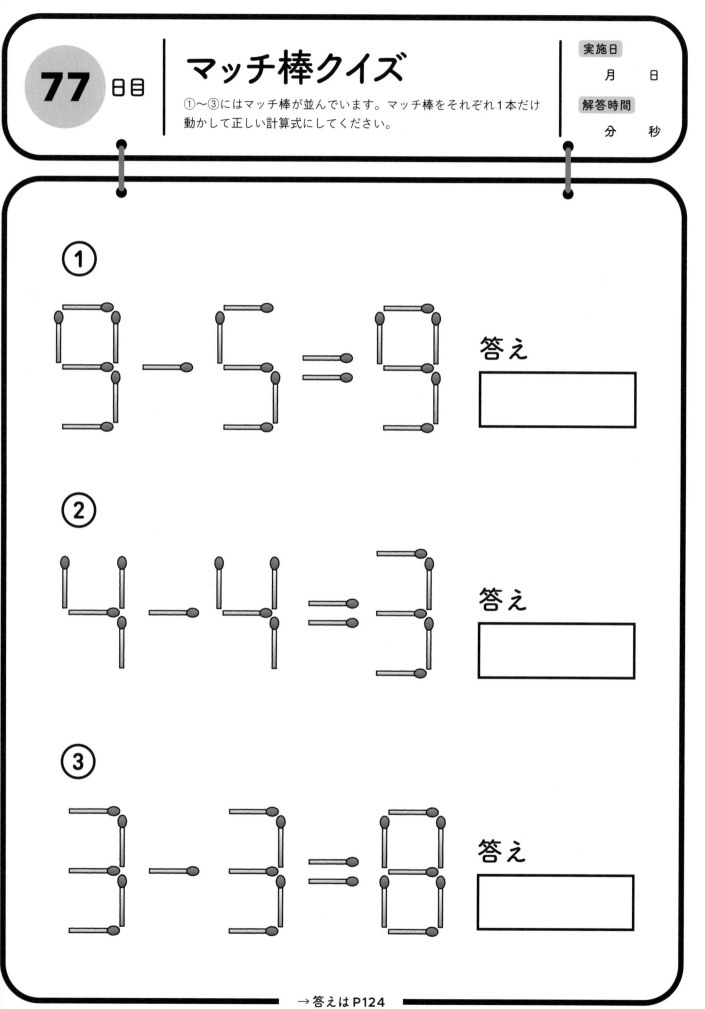

① 9−5＝9　　答え ☐

② 4−4＝3　　答え ☐

③ 3−3＝8　　答え ☐

まちがいさがし

右と左のイラストには、違う部分が10カ所あります。間違いをすべて探してください。また、この問題は塗り絵としても楽しめます。

実施日

月　日

解答時間

分　秒

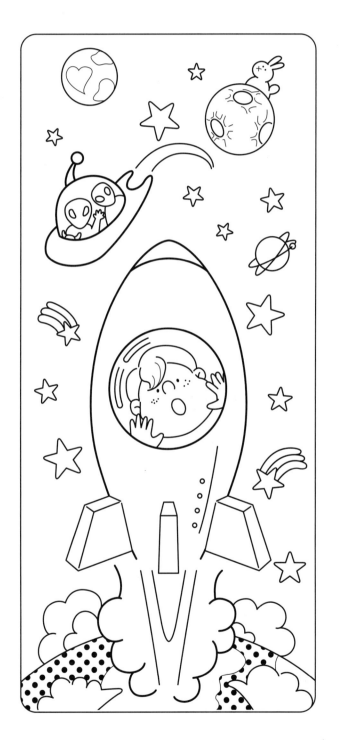

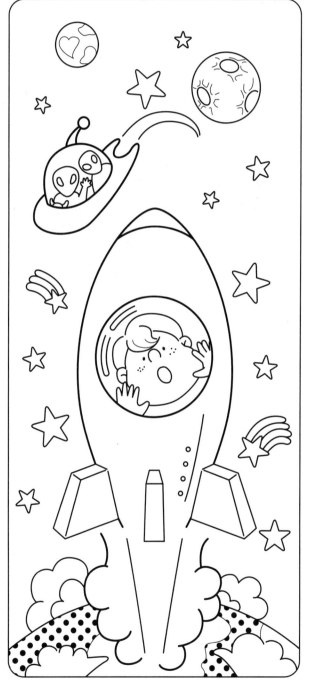

→ 答えは P125

クロスワードパズル

タテ・ヨコのカギをヒントに問題を解き、A〜Dのマスに入る文字を並べてできる言葉を答えてください。小さい「ッ」や「ャ」なども大きな文字として扱います。

実施日　月　日
解答時間　分　秒

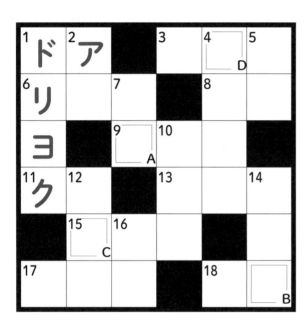

答え

A	B	C	D

タテのカギ

1　毎日の○○○○が実り、試験に合格！
2　紅葉が美しい季節
4　ピアノやバレエの稽古
5　オフィス街に並ぶ高層の建物
7　「あっかんべー」で出す
10　個人の家族関係を記した公文書
12　抹茶と一緒に召しあがれ
14　一番軽い元素
16　塀などをつたって伸びる植物

ヨコのカギ

1　開ける前にコンコンとノック
3　ニュースやドラマを放送
6　最高位は横綱
8　亀とともに長寿を象徴する鳥
9　クレープに似たメキシコ料理
11　畑を耕す農具
13　落語家が箸やキセルに見立てる
15　バイオリンやトランペット
17　今日の次の日
18　○○で茶を沸かす。おかしくてたまらないことの例え

→ 答えは P125

6×6ナンプレ

例題のルールに従って、①～④の問題を解いて、空いているマスをすべて埋めてください。

実施日　月　日
解答時間　分　秒

例題

タテ6列、ヨコ6行のそれぞれに、1～6の数字が必ず1つずつ入ります。2×3マスの太線で囲まれた6個のブロックにも、1～6の数字が必ず1つずつ入ります。このルールに従って、すべてのマスに数字を書き入れましょう。

3	6	1	4		2
2	4			1	6
		4	3		1
1		3	6		
	3	2		1	6
5		6	2	3	4

→

3	6	1	4	5	2
2	4	5	1	6	3
6	5	4	3	2	1
1	2	3	6	4	5
4	3	2	5	1	6
5	1	6	2	3	4

①

	1	6	3	4	
3		4	6		2
4		3	5		1
	2			6	
6	3			5	4
		1	2		

②

4			6		2
	2	6		4	
	1	5	2		4
3		2	1	5	
	3		5	6	
5		1			3

③

3	5			6	2
		2	3		
5		6	4		1
	4			5	
2	3			1	4
4			1	5	3

④

		2	1		4
6			4		5
3	1	5	4		
		6	5	3	1
4				1	3
	5			6	2

→ 答えは P125

組み合わせパズル

実施日

月　　　日

解答時間

分　　　秒

下にあるバラバラのパーツを組み合わせると、見本のような三輪車が出来上がります。ただし、パーツの中には一つだけ使われないものがあります。使われずに残るパーツを〇で囲んでください。

見本

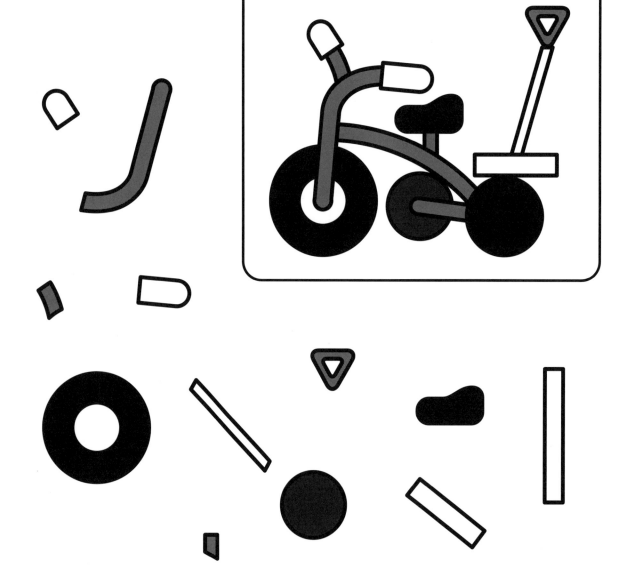

→答えは P125

同じ読み方ど〜れだ

左の列に並ぶ①〜⑧の熟語と同じ読み方の熟語を右の列から探し出して線でつなぎましょう。使われずに右の列に残った熟語を答えてください。

① 記事　読み（　　　　）・　　　・工場

② 感想　読み（　　　　）・　　　・生地

③ 企画　読み（　　　　）・　　　・超過

④ 度胸　読み（　　　　）・　　　・紀行

⑤ 釣果　読み（　　　　）・　　　・繊細

⑥ 口上　読み（　　　　）・　　　・間奏

⑦ 気候　読み（　　　　）・　　　・洗剤

⑧ 潜在　読み（　　　　）・　　　・読経

答え

　　　・規格

穴あき算数

①〜⑯の計算式の中には＋、－、×、÷の記号が入ります。計算式が成り立つように、□の中に記号を入れてください。

実施日 　月　日
解答時間 　分　秒

① $2 \square 3 = 5$

② $2 \square 3 = 6$

③ $3 \square 1 \square 6 = 10$

④ $3 \square 4 \square 1 = 13$

⑤ $4 \square 2 \square 3 = 9$

⑥ $4 \square 5 \square 7 = 27$

⑦ $5 \square 9 \square 3 = 11$

⑧ $5 \square 7 \square 7 = 28$

⑨ $6 \square 4 \square 9 = 11$

⑩ $6 \square 9 \square 5 = 59$

⑪ $7 \square 9 \square 4 = 12$

⑫ $7 \square 6 \square 2 = 21$

⑬ $8 \square 3 \square 4 = 28$

⑭ $8 \square 4 \square 9 = 18$

⑮ $9 \square 7 \square 3 = 21$

⑯ $9 \square 3 \square 2 = 5$

→答えは P125

84 日目

ご当地どこでしょう？

①〜⑧には、日本各地にあるご当地自慢が並んでいます。ご当地グルメがある場所を、右側の列の都道府県から探し出して線でつなぎましょう。

実施日　月　日

解答時間　分　秒

① へぎそば ・	・長崎県
② 卓袱料理 ・	・山口県
③ 鮒ずし ・	・青森県
④ デミカツ丼 ・	・岡山県
⑤ いちご煮 ・	・沖縄県
⑥ 地獄蒸し ・	・新潟県
⑦ ソーキそば ・	・滋賀県
⑧ 瓦そば ・	・大分県

→答えはP125

同じ絵さがし

①～⑥のイラストは、1枚を除いてどれも見本と微妙に違っています。見本とまったく同じイラストを探し、数字で答えてください。

実施日
月　　　日
解答時間
分　　　秒

見本

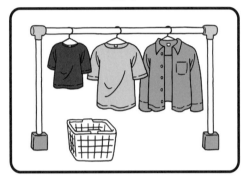

答え

①

②
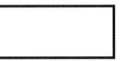

③
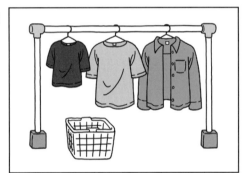

④
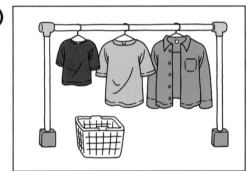

⑤
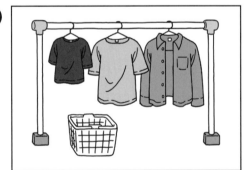

⑥
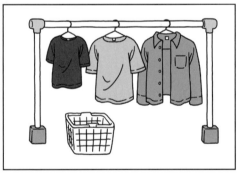

→答えはP125

漢字組み立てパズル

①〜⑧にあるそれぞれのパーツを足して、例題のように1文字の漢字に組み立ててください。

実施日 　月　　日

解答時間 　分　　秒

例題 一 ＋ 大 ＝ 天

① 貝 ＋ 工 ＝

② 立 ＋ 米 ＝

③ 日 ＋ 魚 ＋ ヒ ＝

④ 九 ＋ 十 ＋ 米 ＝

⑤ 口 ＋ 食 ＋ ム ＝

⑥ 木 ＋ 工 ＋ 竹 ＋ 凡 ＝

⑦ 口 ＋ 火 ＋ 口 ＋ 木 ＋ 口 ＝

⑧ 田 ＋ 一 ＋ 一 ＋ 弓 ＋ 田 ＋ 一 ＝

→ 答えは P125

昭和思い出しクイズ

①～⑥には昭和に起こった出来事が書かれています。当時のことを思い出して、あてはまる答えをA～Cから選んでください。

① 昭和26年に発売された、
見た目がタバコに似ている駄菓子の名前は？

A. うまい棒　B. ココアシガレット　C. チョコバット

答え　□

② 昭和40年代のボウリングブームの頃、
中山律子のライバルと呼ばれたのは？

A. 須田開代子　B. 樋口久子　C. 三屋裕子

答え　□

③ 昭和38年に放送された、
NHK大河ドラマ第1作目のタイトルは？

A. 黄金の日日　B. 国盗り物語　C. 花の生涯

答え　□

④ 昭和46年の同時期にデビューした「新三人娘」。
天地真理と小柳ルミ子、もう一人は？

A. 麻丘めぐみ　B. 南沙織　C. 森昌子

答え　□

⑤ 昭和62年に公開され、大ヒットした
伊丹十三監督の映画『○○○の女』。
同年の流行語にもなった、○部分に入る言葉は？

A. ウワサ　B. スパイ　C. マルサ

答え　□

⑥ 昭和最後の内閣総理大臣となったのは？

A. 竹下登　B. 橋本龍太郎　C. 宮澤喜一

答え　□

→答えはP126

88 日目 いくつある?

5種類のイラストがランダムに入っています。それぞれいくつある
でしょう。筆記具は使わずに、なるべく速く答えてください。

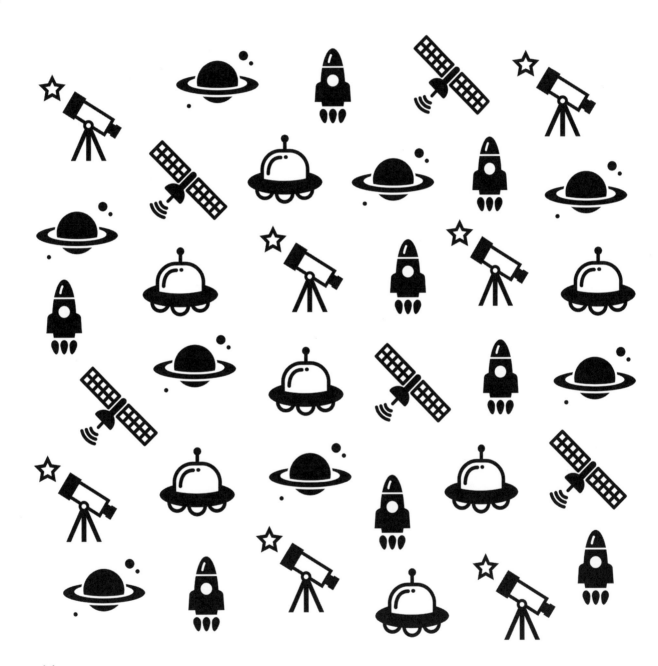

答え

① 望遠鏡（　　）個　② 土星（　　）個　③ 人工衛星（　　）個

④ UFO（　　）個　⑤ ロケット（　　）個

→答えは P126

恥の多い①（　　）しょうがいを送って来ました。

自分には、人間の生活というものが、②（　　）けんとうつかないのです。自分は東北の③（　　）いなかに生れましたので、汽車をはじめて見たのは、よほど大きくなってからでした。自分は停車場のブリッジを、上って、降りて、そうしてそれが線路をまたぎ越えるために造られたものだという事には全然気づかず、ただそれは停車場の④（　　）こうないを外国の遊戯場みたいに、⑤（　　）ふくざつに楽しく、ハイカラにするためにのみ、設備せられてあるものだとばかり思っていたのです。しかも、かなり永い間そう思っていたのです。ブリッジの上ったり降りたりは、自分にはむしろ、ずいぶん垢抜けのした遊戯で、それは鉄道のサーヴィスの中でも、⑥（　　）もっとも気のきいたサーヴィスの一つだと思っていたのですが、のちにそれはただ旅客が線路をまたぎ越えるための頗る実利的な階段に過ぎないのを発見して、にわかに興が覚めました。

→答えはP126

25マス計算

一番上にある行に入った数字と左の列に入った数字を計算してすべてのマスを埋めましょう。左上の記号が「＋」なら足し算、「－」なら引き算をしてください。

実施日　　月　　日

解答時間　　分　　秒

例題

足し算

＋	1	2	3	4	5
50					
40		2+30= **32**			
30					
20					
10					

引き算

－	10	20	30	40	50
5					
4		20-3= **17**			
3					
2					
1					

①

＋	7	6	9	4	8
5					
2					
11					
7					
3					

②

－	16	11	24	17	12
7					
3					
6					
9					
2					

③

＋	15	11	18	21	14
8					
14					
7					
12					
6					

④

－	35	29	34	31	26
13					
18					
11					
15					
12					

→ 答えは P126

数字を追いかけろ！

いろいろな形で囲まれた1〜50の数字がランダムに並んでいます。
できるだけ速く1〜50までの数字を順番に目で追ってください。

実施日　　月　　日
解答時間　　分　　秒

14 28 29 2 27 41

20 23 10 38 33

3 32 26 22

8 12 42

11 24 4 16 6

30 35 15 40

25 9 7 21 43 46

5 39 18 48 31 50

19 13 1 36 47

34 45 37 44 49 17

まちがいさがし

右と左のイラストには、違う部分が10カ所あります。間違いをすべて探してください。また、この問題は塗り絵としても楽しめます。

実施日

月　　日

解答時間

分　　秒

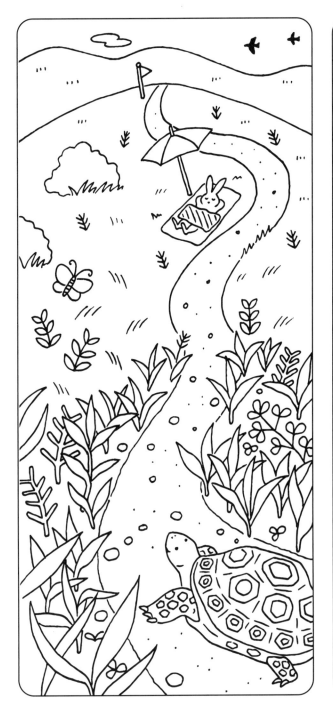
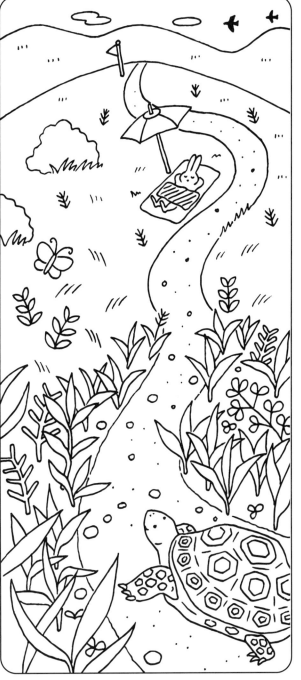

→ 答えは P126

93日目 三字熟語リレー

リストから漢字を選んでマスを埋め、三字熟語でリレーをしましょう。矢印が示すマスには同じ漢字が入ります。

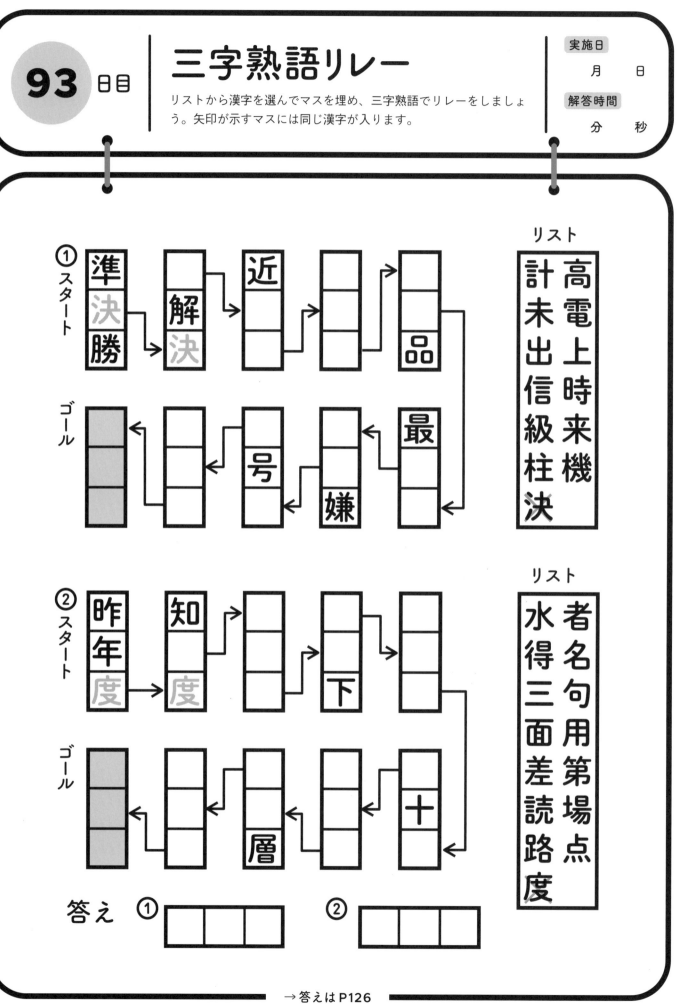

リスト

① 高電上時来機
計未出信級柱決

② 者名句用第場点
水得三面差読路度

答え　①　□□□　　②　□□□

①～②では、共通する人やものについて、いくつか解説が書いてあります。文章をよく読んで共通点を探し、答えを導いてください。

① 赤い腹掛けがトレードマークです。

　髪型は今ならボブっていうのかな。

　クマと相撲をしても負けません。

　ふるさとは足柄山です。

　マサカリはお母さんがくれました。

　木を倒して橋を架けるなんて朝飯前です。

　源頼光に認められて家来になりました。

答え ［　　　　　　　　　］

② カラスなんかが来ないよう、目を光らせています。

　いろんな格好をした仲間が「まつり」で披露されることも。

　体は竹や藁でできていることが多いです。

　人と同じような格好をして、帽子をかぶったりもします。

　だいたい片足で立っています。

　田んぼや畑の真ん中にいます。

　顔にはよく「へのへのもへじ」が書かれます。

答え ［　　　　　　　　　］

→ 答えは P126

点つなぎ

1から103までの点を直線で順番につなぐと文字が浮かび上がります。出てきた文字を答えてください。線は重なる場合があります。

実施日
月　　日
解答時間
分　　秒

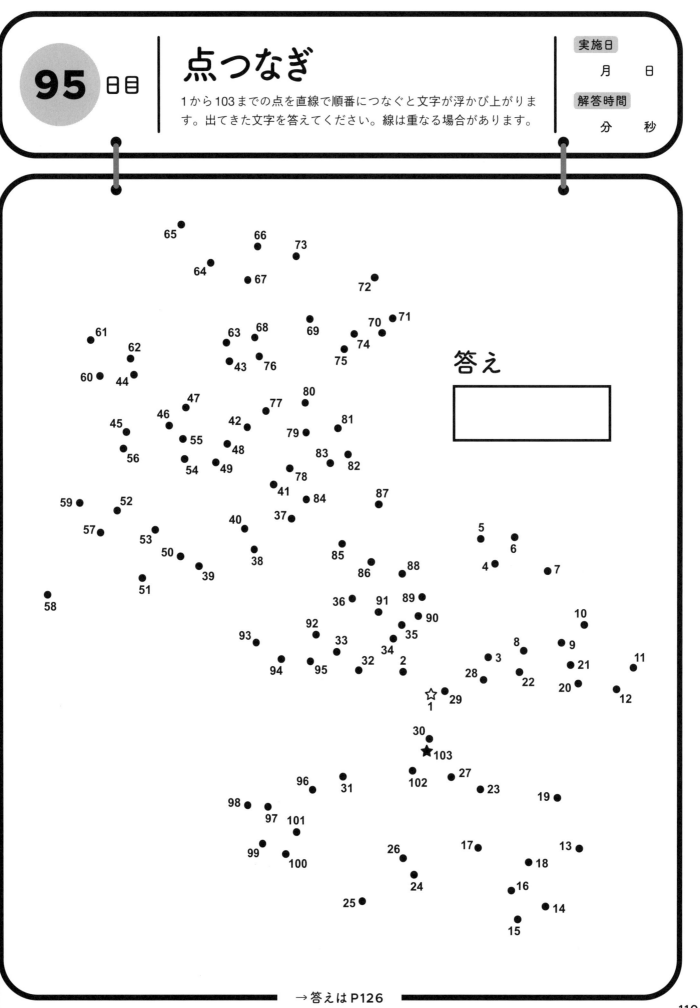

答え

→ 答えは P126

カタカナ算数

96 日目

①〜⑫までの計算式が「カタカナ」で書かれています。頭の中で数字と記号を区別して、なるべく速く暗算で計算してください。

実施日　　月　　日
解答時間　　分　　秒

① サンタスゴタスニタスロクタスナナ ＝ ☐

② ナナヒクヨンタスロクタスハチタスニ ＝ ☐

③ ゴタスナナタスロクタスイチヒクキュウ ＝ ☐

④ ロクタスヨンタスサンヒクナナタスイチ ＝ ☐

⑤ ニタスロクタスハチヒクサンタスナナ ＝ ☐

⑥ ナナタスゴタスヨンヒクハチヒクイチ ＝ ☐

⑦ キュウタスナナヒクサンタスロクヒクゴ ＝ ☐

⑧ ゴタスロクタスキュウタスナナタスニタスニ ＝ ☐

⑨ ヨンタスキュウタスナナタスニタスゴヒクサン ＝ ☐

⑩ ハチヒクゴタスヨンタスサンタスロクヒクイチ ＝ ☐

⑪ ロクタスナナヒクハチタスキュウヒクサンヒクニ ＝ ☐

⑫ ゴヒクサンタスナナヒクヨンタスロクヒクニ ＝ ☐

→ 答えは P127

四字熟語ペアさがし

大きな□の中には漢字が8文字入っていて、組み合わせると2つの四字熟語になります。①〜④の□の中の漢字でできる四字熟語を答えてください。

実施日
月　日

解答時間
分　秒

①

没　暗　疑
　心　神
出　　鬼　鬼

答え

②

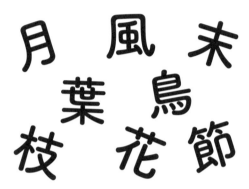

月　風　末
　葉　鳥
枝　　花　節

答え

③

有　頂　快
　純　単
外　　天　明

答え

④

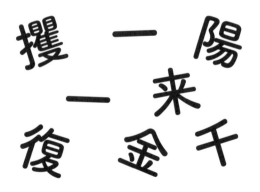

攫　一　陽
　一　来
復　　金　千

答え

→ 答えは P127

迷路をたどれ!

スタートからはじめてゴールを目指してできるだけ速く進んでください。線でふさがれているところは通れません。また、この問題は塗り絵としても楽しめます。

実施日　月　日
解答時間　分　秒

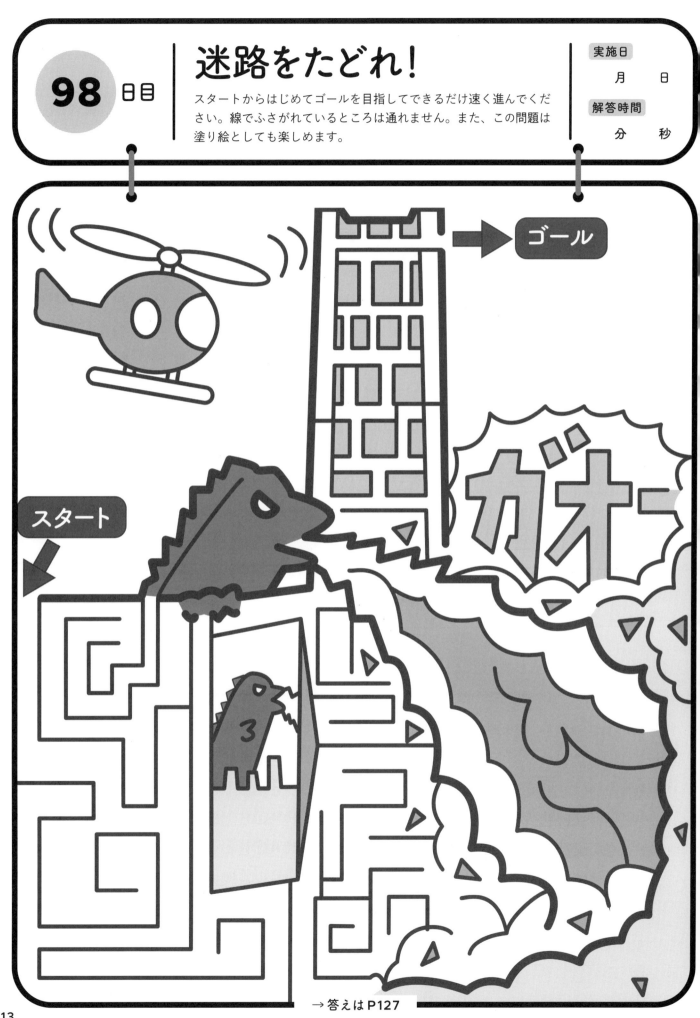

→ 答えは P127

113

レッツ！イングリッシュ

リストの英単語を上下左右と斜めの8方向で一直線に探し、線を引いてください。盤面には、重複したり、一度も使わないアルファベットもあります。

実施日　　月　　日
解答時間　　分　　秒

R	E	F	F	O	G	H	T	T	H	C	I	E	W
N	V	I	Z	L	E	A	O	T	T	R	U	T	H
H	O	N	E	Z	O	X	H	L	M	Q	O	G	C
O	E	I	P	W	A	G	P	N	I	E	M	K	N
R	B	S	L	R	I	B	O	N	K	D	E	J	A
I	A	H	M	E	O	V	U	C	L	T	A	Z	R
D	N	C	W	P	E	B	A	Q	U	E	Z	Y	B
A	G	Q	K	X	E	R	L	L	E	A	V	E	X
J	E	S	S	E	R	P	X	E	J	I	L	O	H
C	A	P	P	Y	T	E	K	C	M	E	L	B	N

リスト

- ☐ BRANCH（枝）
- ☐ CARRY（運ぶ）
- ☐ EXPRESS（表現する）
- ☐ FINISH（終える）
- ☐ GOLF（ゴルフ）
- ☐ HOLIDAY（休日）
- ☐ JAZZ（ジャズ）
- ☐ LEAVE（去る）
- ☑ LION（ライオン）
- ☐ NOVEL（小説）
- ☐ OFFER（提供する）
- ☐ PROBLEM（問題）
- ☐ RACKET（ラケット）
- ☐ TRUTH（真実）
- ☐ UNIQUE（唯一の）
- ☐ WEIGHT（重さ）

→答えは P127

①

5人の女性が、背の低いほうが前になるように一列に並んでいます。5人の話から、並び方を推理してください。一番前は誰でしょう？

前　　　　　　　　　後ろ

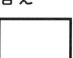

答え

(A) Eは私より背が低いです

(B) 私のすぐ前にはCがいます

(C) 一番高いのはAではありません

(D) Bは私より背が高いです

(E) CとDの間には一人並んでいます

②

ロッカーを使用する5人の男性がいます。5人の話から、誰がどのロッカーを使ったか推理してください。上段右側のロッカーを使用したのは誰でしょう？

左　　　　　　右

答え

(A) 私のロッカーは下段です

(B) 私のロッカーは右側です

(C) 私とDは同じ段ですが隣同士ではありません

(D) Eのロッカーの上段は空いています

(E) Dのロッカーは左側です

→ 答えは P127

反転まちがいさがし

上と下のイラストは反転しています。違う部分が10カ所あるので間違いをすべて探してください。また、この問題は塗り絵としても楽しめます。

実施日
月　日

解答時間
分　秒

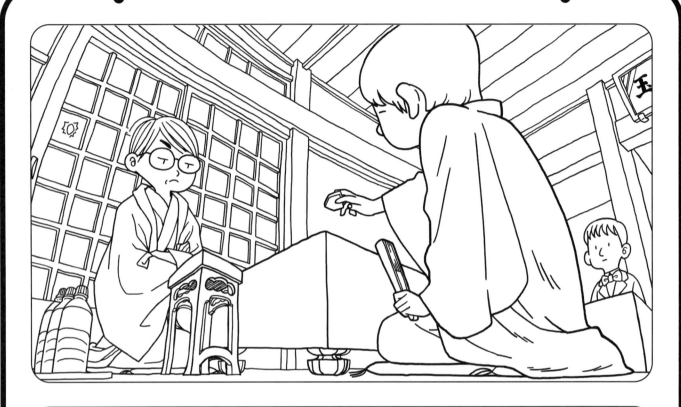

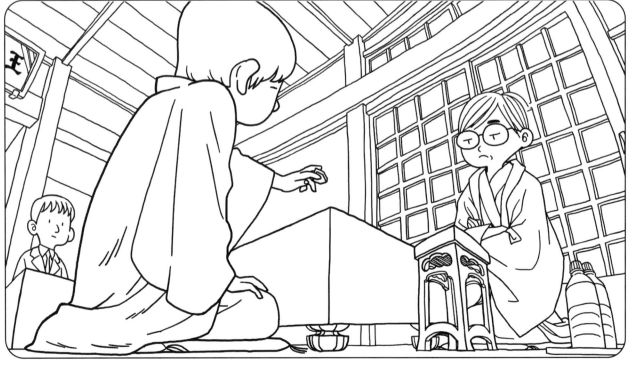

→答えはP127

大人のぐんぐん健脳ドリル101 解答

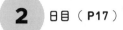 **1** **42** **91** 日目は解答はありません。 **27** **52** **77** 日目の解答は一例です

5 日目（P20）

① 一触即発　一生懸命
② 五里霧中　三寒四温
③ 一期一会　遮二無二
④ 大同小異　付和雷同

6 日目（P21）

① $5+3+2+1+4=15$
② $3+7+4+6-5=15$
③ $8-7+2-3+6=6$
④ $6+4+2-1+3=14$
⑤ $7+3+5-2+3=16$
⑥ $9+6-5+5-3=12$
⑦ $8-3+6-4+3=10$
⑧ $2+6-3+7-5+4=11$
⑨ $4-2+8-3+7-5=9$
⑩ $2+8-3+9-4+7=19$
⑪ $5+6+4-2-9+8=12$
⑫ $8-6-2+5+6-9=2$

7 日目（P22）

① 群馬県　② 鹿児島県　③ 愛媛県
④ 熊本県　⑤ 神奈川県　⑥ 兵庫県
⑦ 宮城県　⑧ 静岡県

8 日目（P23）

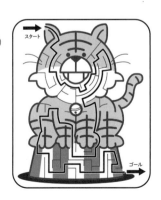

2 日目（P17）

①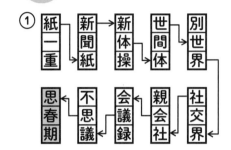

②

① 思春期　② 親孝行

3 日目（P18）

①
6	4	3	2	5	1
1	2	5	3	6	4
2	6	4	1	3	5
3	5	1	6	4	2
5	3	2	4	1	6
4	1	6	5	2	3

②
1	2	5	3	4	6
6	3	4	1	5	2
3	5	6	4	2	1
4	1	2	5	6	3
2	4	3	6	1	5
5	6	1	2	3	4

③
3	6	1	4	2	5
4	5	2	6	1	3
2	3	5	1	6	4
6	1	4	3	5	2
5	4	6	2	3	1
1	2	3	5	4	6

④
4	2	6	5	3	1
3	5	1	4	2	6
2	3	5	1	6	4
1	6	4	3	5	2
5	1	2	6	4	3
6	4	3	2	1	5

4 日目（P19）

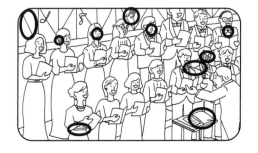

14 日目（P29）

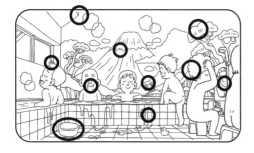

15 日目（P30）

① 王　② 対　③ 犬　④ 魔
⑤ 評　⑥ 使　⑦ 留　⑧ 露

16 日目（P31）

① $5+7=12$　② $4×2=8$
③ $6+3+7=16$　④ $5×6+3=33$
⑤ $4+7+3=14$　⑥ $6×4+7=31$
⑦ $8+5-4=9$　⑧ $7×8-4=52$
⑨ $9-3+7=13$　⑩ $5+5-7=3$
⑪ $6+8-9=5$　⑫ $5×8÷4=10$
⑬ $9×6+3=57$　⑭ $6÷2×9=27$
⑮ $7×4÷2=14$　⑯ $4×7×2=56$

17 日目（P32）

① 4時40分　② 1時20分
③ 9時30分　④ 11時5分
⑤ 8時10分

18 日目（P33）

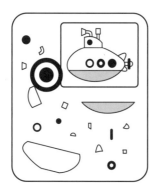

9 日目（P24）

じ	し	や	も	き	ぎ	ぶ	ふ	ぷ	ぐ
し	お	ゆ	ゆ	な	な	た	く	ぐ	ま
や	あ	め	お	お	ち	た	ま	ま	ま
も	あ	い	け	う	な	き	ち	く	ぐ
や	わ	い	げ	さ	ち	さ	う	る	ろ
し	わ	じ	さ	ま	ん	あ	ぎ	く	
し	ふ	ぶ	ぷ	ま	つ	か	さ	つ	ま
く	は	い	り	り	が	か	つ	お	お
ぱ	ば	さ	だ	ふ	わ	か	さ	き	あ
ば	ん	た	た	い	が	つ	お	じ	し

10 日目（P25）

① 55　② 40　③ 31　④ 47
⑤ 42　⑥ 49　⑦ 54　⑧ 46

11 日目（P26）

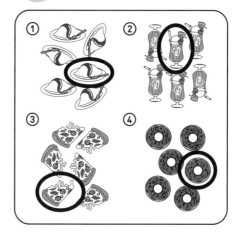

12 日目（P27）

① 仮装行列　② プリンアラモード
③ 入学試験　④ 白神山地
⑤ シロツメクサ　⑥ 姫路城

13 日目（P28）

① C　② A　③ B　④ C　⑤ B　⑥ C

24 日目（P39）

① 2　② 4

25 日目（P40）

① 7個　② 8個　③ 7個
④ 9個　⑤ 9個

26 日目（P41）

① 早　② 眠　③ 話　④ 綿
⑤ 些　⑥ 辞　⑦ 協　⑧ 嗜

27 日目（P42）

①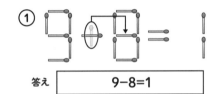

答え　9−8=1

②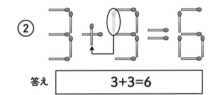

答え　3+3=6

③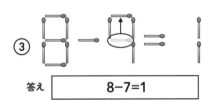

答え　8−7=1

28 日目（P43）

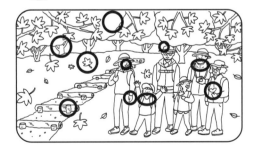

29 日目（P44）

① 以上　② 天気　③ 記事
④ 場所　⑤ 富豪　⑥ 無頼漢

19 日目（P34）

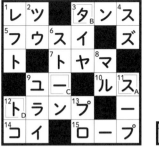

20 日目（P35）

A＋L　B＋O　C＋N　D＋J
E＋K　F＋M　G＋P　H＋I

21 日目（P36）

④

22 日目（P37）

境内

23 日目（P38）

①

＋	8	5	3	6	2
4	12	9	7	10	6
6	14	11	9	12	8
1	9	6	4	7	3
7	15	12	10	13	9
9	17	14	12	15	11

②

−	16	20	13	17	11
8	8	12	5	9	3
4	12	16	9	13	7
7	9	13	6	10	4
6	10	14	7	11	5
10	6	10	3	7	1

③

＋	18	7	12	19	14
5	23	12	17	24	19
7	25	14	19	26	21
3	21	10	15	22	17
6	24	13	18	25	20
8	26	15	20	27	22

④

−	12	18	21	15	19
11	1	7	10	4	8
6	6	12	15	9	13
3	9	15	18	12	16
9	3	9	12	6	10
5	7	13	16	10	14

34 日目（P49）

① 6＋2＋3＋1＋4＝16
② 2＋4＋3＋1－9＝1
③ 5＋4－3－4＋8＝10
④ 7＋2＋6－4＋3＝14
⑤ 1＋8＋6－9＋7＝13
⑥ 3＋8－6＋4－2＝7
⑦ 7＋3＋5－4＋5＝16
⑧ 9－2＋4－3＋7＝15
⑨ 7－5＋9－3＋6＝14
⑩ 2＋3－4＋6－1＋9＝15
⑪ 6＋7＋9－3－5＋4＝18
⑫ 8－4－3＋2＋7－6＝4

35 日目（P50）

① 長野県　② 奈良県　③ 山梨県
④ 青森県　⑤ 東京都　⑥ 秋田県
⑦ 埼玉県　⑧ 福島県

36 日目（P51）

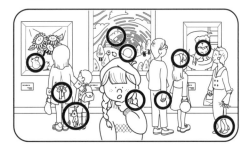

37 日目（P52）

① 臨機応変　天孫降臨
② 完全燃焼　心頭滅却
③ 無芸無能　無期延期
④ 悠々自適　優柔不断

38 日目（P53）

① B　② A　③ A　④ C　⑤ C　⑥ A

30 日目（P45）

① ¥1678　② ¥1112
③ ¥1507　④ ¥1827

31 日目（P46）

①
5	4	1	2	6	3
6	2	3	1	5	4
4	1	6	3	2	5
2	3	5	4	1	6
3	5	2	6	4	1
1	6	4	5	3	2

②
2	5	4	1	6	3
1	6	3	5	2	4
6	1	2	4	3	5
4	3	5	6	1	2
5	2	1	3	4	6
3	4	6	2	5	1

③
4	1	3	2	5	6
2	5	6	4	3	1
6	3	2	5	1	4
1	4	5	6	2	3
5	6	1	3	4	2
3	2	4	1	6	5

④
6	3	5	1	4	2
1	2	4	3	5	6
5	6	3	4	2	1
4	1	2	6	3	5
3	5	6	2	1	4
2	4	1	5	6	3

32 日目（P47）

ケーキ

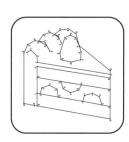

33 日目（P48）

①
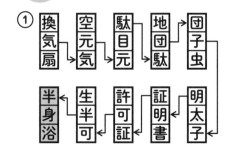

②
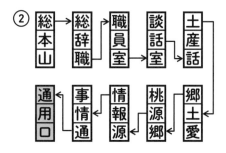

① 半身浴　② 通用口

45 日目（P60）

① 聖徳太子　② 東京スカイツリー

46 日目（P61）

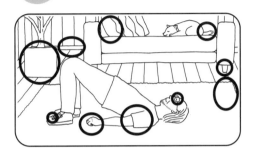

47 日目（P62）

① 便　② 呼　③ 盛　④ 愛
⑤ 油　⑥ 握　⑦ 皮　⑧ 馬

48 日目（P63）

① $3+3=6$
② $5×3=15$
③ $6+5+3=14$
④ $7×3+2=23$
⑤ $5+4+7=16$
⑥ $2×8+5=21$
⑦ $7+6-4=9$
⑧ $6×7-5=37$
⑨ $8-3+7=12$
⑩ $7×9+3=66$
⑪ $7+5-4=8$
⑫ $3×8÷4=6$
⑬ $9×4+6=42$
⑭ $8÷2×9=36$
⑮ $4×5÷2=10$
⑯ $2×3×5=30$

49 日目（P64）

① D　② C

A たこ焼き
B ちゃんぽん
C ラーメン
D カレー
E ステーキ

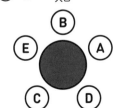

39 日目（P54）

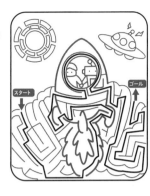

40 日目（P55）

D	M	B	G	C	K	S	Y	H	T	L	A	E	H
R	U	S	K	A	S	U	M	N	E	P	S	N	C
Z	E	D	Z	E	R	O	W	E	I	K	P	J	I
K	S	H	L	D	K	D	F	I	C	L	D	O	F
S	U	I	T	C	P	F	E	O	C	Z	O	Y	T
C	M	D	O	A	C	J	L	N	P	L	L	I	O
S	E	K	G	C	E	B	P	D	B	R	I	A	Y
D	V	E	I	S	Z	W	P	S	A	P	Z	M	E
C	O	F	F	E	E	K	A	E	T	A	E	W	N
K	S	S	T	B	R	E	N	W	O	N	J	O	Y

41 日目（P56）

① 31　② 29　③ 47　④ 22
⑤ 33　⑥ 46　⑦ 43　⑧ 24

43 日目（P58）

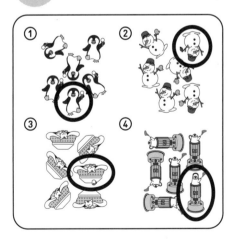

44 日目（P59）

① カリフラワー　② 金魚すくい
③ ドラッグストア　④ きんぴらごぼう
⑤ 社交ダンス　⑥ インバウンド

55 日目（P70）

①
+	6	8	2	5	3
2	8	10	4	7	5
7	13	15	9	12	10
3	9	11	5	8	6
6	12	14	8	11	9
5	11	13	7	10	8

②
−	12	19	15	18	11
4	8	15	11	14	7
7	5	12	8	11	4
2	10	17	13	16	9
5	7	14	10	13	6
9	3	10	6	9	2

③
+	13	17	22	18	14
12	25	29	34	30	26
8	21	25	30	26	22
3	16	20	25	21	17
7	20	24	29	25	21
14	27	31	36	32	28

④
−	23	27	30	29	33
12	11	15	18	17	21
15	8	12	15	14	18
21	2	6	9	8	12
13	10	14	17	16	20
7	16	20	23	22	26

56 日目（P71）

①
3	2	4	1	5	6
1	6	5	3	4	2
2	5	1	6	3	4
4	3	6	2	1	5
5	1	2	4	6	3
6	4	3	5	2	1

②
5	6	1	4	3	2
3	4	2	1	6	5
1	5	6	3	2	4
4	2	3	5	1	6
6	3	5	2	4	1
2	1	4	6	5	3

③
6	5	2	4	3	1
1	3	4	5	6	2
2	6	5	3	1	4
4	1	3	2	5	6
3	2	6	1	4	5
5	4	1	6	2	3

④
1	6	3	4	2	5
4	2	5	1	3	6
3	4	1	6	5	2
6	5	2	3	4	1
2	1	4	5	6	3
5	3	6	2	1	4

57 日目（P72）

① 6個　② 7個　③ 7個
④ 8個　⑤ 8個

50 日目（P65）

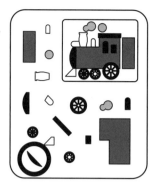

51 日目（P66）

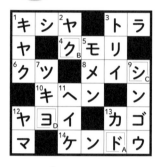

ドクシヨ
（読書）

52 日目（P67）

①
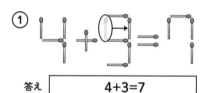
答え 4+3=7

②
答え 8−6=2

③
答え 3+5=8

53 日目（P68）

③

54 日目（P69）

解凍

62 日目（P77）

① ¥1544　② ¥1497
③ ¥1108　④ ¥1912

63 日目（P78）

① A　② B　③ C　④ C　⑤ A　⑥ C

64 日目（P79）

シャチ

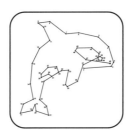

65 日目（P80）

① 意気投合　当意即妙
② 抱腹絶倒　背水之陣
③ 風光明媚　明鏡止水
④ 九死一生　起死回生

66 日目（P81）

① 2時10分　② 10時20分
③ 7時15分　④ 5時35分
⑤ 3時20分

67 日目（P82）

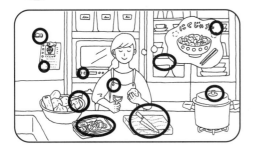

58 日目（P73）

① 星　② 吠　③ 認　④ 碧
⑤ 幌　⑥ 蛎　⑦ 総　⑧ 綴

59 日目（P74）

① 群馬県　　② 東京都　　③ 茨城県
④ 和歌山県　⑤ 大阪府　　⑥ 宮崎県
⑦ 栃木県　　⑧ 北海道

60 日目（P75）

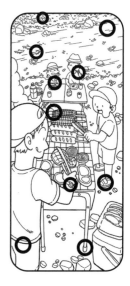

61 日目（P76）

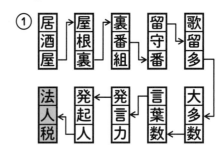

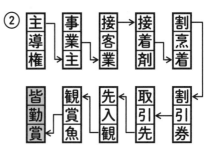

① 法人税　② 皆勤賞

72 日目（P87）

① 五島列島　② 金屏風
③ サンフラワー　④ 運転免許
⑤ ランチタイム　⑥ 天橋立

73 日目（P88）

① 3　② 6

74 日目（P89）

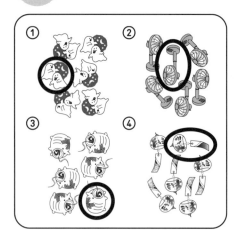

75 日目（P90）

① 善　② 仏　③ 納　④ 廃
⑤ 許　⑥ 敬　⑦ 棒　⑧ 若

76 日目（P91）

① 24　② 37　③ 30　④ 35
⑤ 54　⑥ 42　⑦ 31　⑧ 43

77 日目（P92）

①
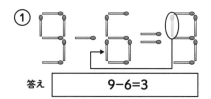

答え　9-6=3

68 日目（P83）

が	い	ほ	た	て	が	い	さ	さ	え
い	が	て	た	た	い	ひ	ぎ	い	り
た	て	ま	い	ら	お	え	さ	が	く
ま	び	ら	あ	い	む	る	ま
あ	わ	い	ぎ	う	お	が	ー	ー	は
あ	か	が	き	つ	ほ	ぶ	る	む	ま
か	い	い	が	き	つ	ほ	が	し
が	ぎ	わ	し	ぶ	こ	と	き	い
い	き	が	わ	じ	ぶ	と	こ	さ
が	い	か	あ	み	み	じ	あ	あ	お

69 日目（P84）

① $5+7+2+3+4=21$
② $8-5+1+9+3=16$
③ $1+6+3+5-9=6$
④ $4+2+6-8+7=11$
⑤ $9+1+5-7+3=11$
⑥ $4+6+7-3-2=12$
⑦ $7+2-6+5-1=7$
⑧ $2+8+3+6+7+4=30$
⑨ $3+8+6+4+7-9=19$
⑩ $9-7+6-3+4-2=7$
⑪ $5+3-1+7-6+3=11$
⑫ $3-2+8-6+4-5=2$

70 日目（P85）

A＋J　B＋L　C＋P　D＋I
E＋K　F＋M　G＋N　H＋O

71 日目（P86）

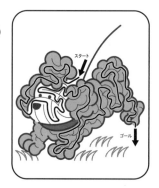

81 日目（P96）

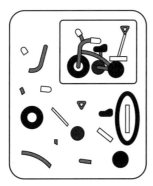

82 日目（P97）

繊細

83 日目（P98）

① 2＋3＝5　　② 2×3＝6
③ 3＋1＋6＝10　④ 3×4＋1＝13
⑤ 4＋2＋3＝9　⑥ 4×5＋7＝27
⑦ 5＋9－3＝11　⑧ 5×7－7＝28
⑨ 6－4＋9＝11　⑩ 6×9＋5＝59
⑪ 7＋9－4＝12　⑫ 7×6÷2＝21
⑬ 8×3＋4＝28　⑭ 8÷4×9＝18
⑮ 9×7÷3＝21　⑯ 9÷3＋2＝5

84 日目（P99）

① 新潟県　② 長崎県　③ 滋賀県
④ 岡山県　⑤ 青森県　⑥ 大分県
⑦ 沖縄県　⑧ 山口県

85 日目（P100）

②

86 日目（P101）

① 貢　② 粒　③ 鮨　④ 粋
⑤ 飴　⑥ 築　⑦ 燥　⑧ 彊

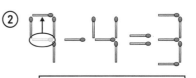

答え　7－4＝3

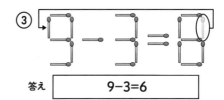

答え　9－3＝6

78 日目（P93）

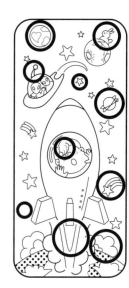

79 日目（P94）

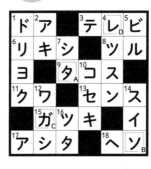

（黄昏）

80 日目（P95）

①
2	1	6	3	4	5
3	5	4	6	1	2
4	6	3	5	2	1
1	2	5	4	6	3
6	3	2	1	5	4
5	4	1	2	3	6

②
4	5	3	6	1	2
1	2	6	3	4	5
6	1	5	2	3	4
3	4	2	1	5	6
2	3	4	5	6	1
5	6	1	4	2	3

③
3	5	4	1	6	2
6	1	2	3	4	5
5	2	6	4	3	1
1	4	3	2	5	6
2	3	5	6	1	4
4	6	1	5	2	3

④
5	2	1	3	4	6
6	3	4	2	1	5
3	1	5	4	6	2
2	4	6	5	3	1
4	6	2	1	5	3
1	5	3	6	2	4

92 日目（P107）

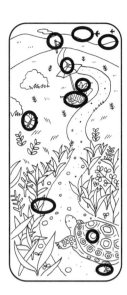

93 日目（P108）

① 準決勝 → 未解決 → 近未来 → 出来高 → 高級品 → 最上級 → 上機嫌 → 信号機 → 電信柱 → 柱時計

② 昨年度 → 知名度 → 名場面 → 水面下 → 用水路 → 三十路 → 第三者 → 読者層 → 句読点 → 得点差

① 柱時計　② 得点差

94 日目（P109）

① 金太郎　② かかし

95 日目（P110）

成功

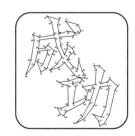

87 日目（P102）

① B　② A　③ C　④ B　⑤ C　⑥ A

88 日目（P103）

① 7個　② 8個　③ 5個
④ 7個　⑤ 8個

89 日目（P104）

① 生涯　② 見当　③ 田舎
④ 構内　⑤ 複雑　⑥ 最

90 日目（P105）

①

+	7	6	9	4	8
5	12	11	14	9	13
2	9	8	11	6	10
11	18	17	20	15	19
7	14	13	16	11	15
3	10	9	12	7	11

②

−	16	11	24	17	12
7	9	4	17	10	5
3	13	8	21	14	9
6	10	5	18	11	6
9	7	2	15	8	3
2	14	9	22	15	10

③

+	15	11	18	21	14
8	23	19	26	29	22
14	29	25	32	35	28
7	22	18	25	28	21
12	27	23	30	33	26
6	21	17	24	27	20

④

−	35	29	34	31	26
13	22	16	21	18	13
18	17	11	16	13	8
11	24	18	23	20	15
15	20	14	19	16	11
12	23	17	22	19	14

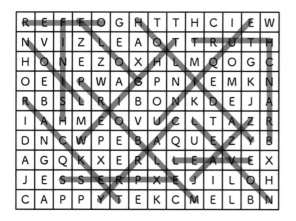

99 日目（P114）

100 日目（P115）

① E

前				後ろ
E	D	A	C	B

② C

左		右
D	空き	C
A	E	B

101 日目（P116）

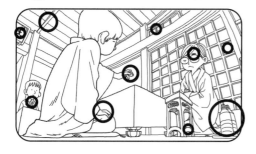

96 日目（P111）

① $3+5+2+6+7=23$
② $7-4+6+8+2=19$
③ $5+7+6+1-9=10$
④ $6+4+3-7+1=7$
⑤ $2+6+8-3+7=20$
⑥ $7+5+4-8-1=7$
⑦ $9+7-3+6-5=14$
⑧ $5+6+9+7+2+2=31$
⑨ $4+9+7+2+5-3=24$
⑩ $8-5+4+3+6-1=15$
⑪ $6+7-8+9-3-2=9$
⑫ $5-3+7-4+6-2=9$

97 日目（P112）

① 疑心暗鬼　神出鬼没
② 枝葉末節　花鳥風月
③ 有頂天外　単純明快
④ 一陽来復　一攫千金

98 日目（P113）

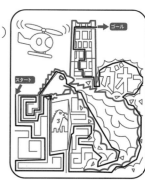

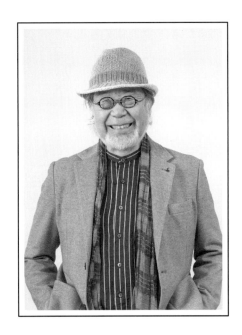

監修 鎌田實

1948年東京生まれ。内科医。作家。東京医科歯科大学医学部卒業。諏訪中央病院名誉院長。地域包括ケア研究所所長。長野県を長寿で医療費の安い地域へと導き、日本各地で"健康寿命を延ばす"ための講演や活動を行う。『奇跡の鎌田式ウォーキング』(家の光協会)、『図解 鎌田實医師が実践している 認知症にならない29の習慣』(朝日出版社)、『鎌田實の大人の健脳ドリル101』シリーズ(二見書房)など、著書・監修多数。日本チェルノブイリ連帯基金顧問、日本イラク医療支援ネットワーク名誉顧問も務める。

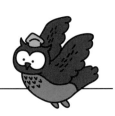

鎌田實の
大人のぐんぐん健脳ドリル101

2023年11月25日初版発行

監修　鎌田　實

発行所　株式会社EDITORS
東京都世田谷区玉川台2-17-16
電話　03(6447)9450

発売元　株式会社二見書房
東京都千代田区神田三崎町2-18-11
電話　03(3515)2311［営業］

印刷・製本　株式会社堀内印刷所

Editor
加藤三恵子　　Mieko Kato

Creator
アライマリヤ　　Mariya Arai
大石真規子　　Makiko Oishi
大岡越前　　Echizen Ooka
タナカケンイチロウ　Kenichirou Tanaka
TAMACO　　Tamaco
中村壮一郎　　Souichirou Nakamura

Photographer
岡村 康　　Yasushi Okamura

Proofreader
伊藤剛平　　Takehira Ito